先輩薬剤師から聞いた

これだけは押さえてほしい
ルール&マナー

池田義明　坂野昌志　寺沢匡史　編著

南山堂

● 執筆者一覧 (執筆順)

佐野 元基	名古屋セントラル病院 薬剤部
長谷川 洋一	名城大学 薬学部 実務実習部門　教授
池田 義明	金城学院大学 薬学部　准教授
中村 有理	淀川キリスト教病院 薬剤部
中村 翔吾	淀川キリスト教病院 薬剤部　主任
寺沢 匡史	淀川キリスト教病院 薬剤部　課長
坂野 昌志	名古屋セントラル病院 薬剤部　主任薬剤師

序

　私には社会人になってすぐに自分の常識のズレを思い知らされる出来事がありました．それは，就職して最初に病院全体で新入職員の歓迎会を開いてもらった時のことです．

　最近は違うのかもしれませんが，私の大学時代は幹部交代コンパなどの体育会系の部活での飲み会では，空のグラスをもって先輩に挨拶に行き，お酒を注いでもらうことが「作法」であると教えられていました．そのため，私は「飲み会の場で目上の人に挨拶に行く場合は空のグラスを持って行くこと」が常識だと思っていました．

　その「学生の常識」で新入職員歓迎会に参加していたため，空のグラスを持って施設管理を担当している方に挨拶に行った時に一喝されました．「お前は挨拶に来るのになぜ空のグラスを持って来るんだ！」と．その時に，初めて挨拶に行く場合にはお酌して回るのだと社会人としての飲み会のルールを学びました．

　本書を手にとって頂くのは，新人薬剤師の方もしくは実務実習を前にした薬学生の方が多いと思います．皆さんは私と違い，上記程度の社会の常識は身に付けているかもしれませんが，臨床現場には想像もできないさまざまなルールやマナーが存在します．そして，知らなかったからと臨床現場では非常識となる行動をとってしまうと，大きく評価を下げてしまうおそれもあるため，ルールやマナーを知っておいて損はありません．

　本書では，新人薬剤師や学生を指導している立場の薬剤師が自身の経験をもとに，今後，皆さんが間違った行動をとってしまうかもしれないシチュエーションを想定し「後輩薬剤師に知っておいてほしいルールやマナー」について解説しています．これから仕事を始める，もしくは実習で現場に出る前に一読していただければ必ず役に立つ内容になっています．

また，薬剤師の誰もが悩むと言っても過言ではない「指導記録の書き方」について，薬剤管理指導記録の講習会で絶大な人気を誇る淀川キリスト教病院の寺沢匡史先生に，具体例を交えながら分かりやすく解説していただきました．しっかりと理解できれば，先輩薬剤師以上の指導記録を書くことも不可能ではないと思います．

　これから薬剤師としての一歩を踏み出す皆さんの一助として，本書がお役に立てば著者一同これに勝る喜びはありません．共に切磋琢磨していく仲間として，皆さんのご活躍を楽しみにしています．

2015年11月

著者を代表して　坂野昌志

目　次

Chapter 1　社会人としてのマナーを身に付けよう！

1　身だしなみとオシャレは違います …………………………… 2
2　時間を守ろう！　余裕を持とう！ …………………………… 3
3　休むときの心得 ………………………………………………… 4
4　遅刻しそうになったら… ……………………………………… 6
5　たかが挨拶，されど挨拶 ……………………………………… 7
6　休憩中は何をしてもよい…？ ………………………………… 8
7　決められたルールを自分の判断で逸脱しては
　　いけません ……………………………………………………… 9
8　寝不足，二日酔いは厳禁です ………………………………… 10
9　露骨に嫌な顔をしてはいけません …………………………… 11
10　文書を書くときは丁寧に ……………………………………… 12
11　ほう・れん・そう ……………………………………………… 14
12　後回しにしないで，すぐ返信！ ……………………………… 16
13　時には我慢！　空気を読もう ………………………………… 17
14　愚痴には気を付けよう！
　　壁に耳あり障子に目あり ……………………………………… 18
15　ミスを隠すことは絶対にダメです …………………………… 20
16　あなた個人のものではありません …………………………… 21
17　そのUSBメモリ，安全ですか？ ……………………………… 22
18　メールを書くときは丁寧に …………………………………… 24

目 次

Chapter 2 薬剤師としての「心構え」をしっかり持とう！

1 薬剤師に求められるココロ …………………………… 26
2 指示された業務は必ず完結させてから次の業務に
　移りましょう ………………………………………… 27
3 言われなくても自己研鑽をしっかりと ……………… 28
4 いろんなことにチャレンジしよう …………………… 29
5 認定薬剤師，専門薬剤師を目指そう ………………… 30
6 慎重とダラダラは違います …………………………… 31
7 清く・正しく・美しく ………………………………… 32
8 咳エチケット・手洗い・うがいは大切です ………… 34
9 薬剤部にはMRさんや卸さんなど院外の関係者が
　たくさん来ます ……………………………………… 35
10 守秘義務を守りましょう ……………………………… 36
11 薬剤部内で見た文書にはとても重要なものが
　あります ……………………………………………… 37
12 患者さんへの言葉遣い・声遣いには
　注意しましょう ……………………………………… 38
13 無理は禁物！ …………………………………………… 39
14 医療は誰のためのものか ……………………………… 40
15 真実を伝えることが正しいのか ……………………… 42
16 薬剤師に課せられた責務 ……………………………… 44
17 これから求められる薬剤師とは ……………………… 46

18	「薬歴は書かなくてもいいよ」と言われたけど…	48
19	患者さんを選んでいませんか？	49
20	興味のある症例があればアピールしましょう	50
21	個人情報の不必要な閲覧は厳禁！	51

Chapter 3　「調剤業務」これだけは押さえよう！

1	処方箋の見方	54
2	面倒な手順も全て意味があります	56
3	自分がその薬をもらったときにどう思うかを考えて調剤しよう	58
4	調剤は数を数えるだけの業務ではありません	60
5	調剤ミスをしたときは	62
6	調剤業務（調剤室）での注意事項	64
7	情報の探し方と使い方	66
8	調剤内規って何でしょう	68
9	疑義照会と処方提案	69
10	監査は最後の砦，監査時の注意点	70
11	無菌操作の意味を考えましょう	72
12	抗がん剤の調製をするときは	74
13	問い合わせへの対応	76
14	外来窓口で気を付けること	77

目 次

Chapter 4 「病棟業務」これだけは押さえよう！

1 病棟での態度は信頼につながります ……………… 80
2 病棟スタッフの一員として ………………………… 83
3 病棟での薬剤師の業務とは ………………………… 84
4 下調べは大切です …………………………………… 86
5 大部屋での会話には気を付けましょう …………… 88
6 病室にお見舞いの方がいる場合 …………………… 90
7 カルテの見方を覚えましょう ……………………… 92
8 薬の説明だけをしていたらいいわけではありません …………………………………………… 94
9 記録は皆が見る大切な情報源です ………………… 95
10 他職種が知りたい情報は何？ ……………………… 96
11 病棟カンファレンスとは …………………………… 97
12 患者さんの入院から退院までの流れ ……………… 98
13 初回面談とは ………………………………………… 99
14 持参薬鑑別の注意事項 ……………………………… 100
15 退院時指導の注意事項 ……………………………… 102
16 患者さんに合った問題点の解決方法 ……………… 104

Chapter 5　よりよいコミュニケーションをはかれるようになろう！

1　教わり上手になりましょう …………………………… 106
2　これってハラスメント？ ……………………………… 108
3　上司の指導が理不尽だと感じたら …………………… 110
4　患者さんから不快な言葉をかけられたら …………… 112
5　気になる言葉遣い癖①
　　～「…ね」「…よ」「えーと」「あのー」～ ……………… 114
6　気になる言葉遣い癖②
　　～「本当ですか？」「うん，うん」～ …………………… 115
7　目を見て話そう！ ……………………………………… 116
8　笑顔は周囲を明るくします！ ………………………… 117
9　知ったかぶりは厳禁です ……………………………… 118
10　チームメイトとの協調・連携は大切です …………… 119
11　スタッフ間での挨拶と言葉遣い ……………………… 120
12　患者さんからの「ありがとう」を心で感じよう …… 121
13　困った患者さんへの対応 ……………………………… 122
14　心に「ゆとり」「余裕」を持とう …………………… 124
15　患者さんからの差し入れはもらっていいの？ ……… 125
16　他職種に質問する機会があれば積極的に …………… 126
17　時間外でも行事には積極的に参加しよう！ ………… 128

目　次

Chapter 6　番外編：実務実習生のためのポイント

1　白衣を着ている以上，学生ではありません ………… 130
2　学生同士の会話には気を付けて ……………………… 132
3　会話の優先順位は学生間よりも指導薬剤師と ……… 134
4　遊びやバイトの予定は確実に実習が
　　終わる時間に ……………………………………………… 136
5　実習時間後や休日の遊びはほどほどに ……………… 138
6　提出物の期限を「忘れました」ではすみません …… 140
7　実習が有意義になるかどうかは自分次第です ……… 141
8　居眠りはしっかり見られています！ ………………… 142
9　やりたいことをするのが実習ではありません！ …… 143
10　見学時や説明を受けるときの態度も大切です ……… 144
11　携帯電話の使用は，実習施設の指示に従おう ……… 145
12　日誌を書く意味を考えよう …………………………… 146
13　職員不在時に電話がかかってきたら… ……………… 147
14　学生同士のトラブルが起こったら …………………… 148
15　指導記録の書き方は最低限学んでから
　　実習に行きましょう ……………………………………… 150
16　注意を受けたら（怒られたら）すぐに連絡を！ …… 152
17　実習終了後はお礼とお礼状を ………………………… 153

Chapter 7　指導記録の書き方

1. 指導記録の考え方と大切さ ……………………………… 156
2. 指導記録の書き方の基本 ………………………………… 157
3. 症例で学ぶ指導記録の書き方 …………………………… 160

Chapter 1

社会人としての
マナーを身に付けよう！

Chapter 1

1 身だしなみとオシャレは違います

「身だしなみ」「オシャレ」って何？

実務実習を行う学生や新人薬剤師は，年齢に多少の差はあってもオシャレに気を遣う年頃であると思います．例えば，よくいるのは施設に半ズボンで来る人．そんな人も初めからこんな格好で来ていたのではなく，最初はきちんとした服装で来ていました．しかし，慣れからなのか，半ズボンで来るようになりました．夏に半ズボンで来るのは確かに涼しいですし，オシャレかもしれません．しかし，身だしなみとオシャレは同義なのでしょうか．

身だしなみを学ぼう

身だしなみとは容姿や見た目などを良くしようという心がけ，またはそうしたマナーのことを指し，オシャレとは服装や化粧などを洗練したものに気を配ることを指します．もう少し簡単に言うと，身だしなみはその場に応じて容姿や服装を整えること，つまり TPO〔Time（時間），Place（場所），Occasion（場合）〕を重視した格好ということになり，オシャレというものはその場に応じた容姿や服装ではなく，その人の個性を重んじたものになります．ここまで言えば，もう分かりますよね？　施設でオシャレは必要ですか？　答えはノーです．施設では，患者さん，施設内のスタッフ，施設外のスタッフなどたくさんの人の目があります．そこで先ほどのように半ズボンで施設に来てしまったら，皆さんであればどう思われるか想像できるでしょう．

髪型も同様です．オシャレな髪型にしたいのは分かりますが，長すぎる場合は不潔に思われる場合もあるため，女性の場合は一つにまとめるなど適切な髪型を心がけます．また治療による影響などで嗅覚が鋭敏になり，わずかな臭いでも嘔気を催す患者さんもいます．そのため香水，整髪料は NG です．

以上のことを踏まえて，スマートな薬剤師生活を送りましょう．

（佐野元基）

Chapter 1

2 時間を守ろう！余裕を持とう！

時間を守らないと…

「時間を守る」ということは，言わずもがなですが，とても大事なことです．もし，朝遅刻をしてしまった場合，例えば，指導薬剤師がその日に行おうと準備をしていたカリキュラムのスケジュールが崩れて，変更を余儀なくされてしまうかもしれません．そのようなことになれば，指導薬剤師だけでなく，周囲の仲間にも迷惑をかけてしまうことになります．

また，時間を守るといっても，朝の集合時間ちょうどに来るなど，ギリギリ間に合えば良いというわけではありません．時間を守る，余裕を持つにはどのようにすればよいでしょうか．

余裕を持った行動を心がけよう

以下に，気を付けることを挙げます．

● 実習・仕事の準備

実習や仕事に行くときはさまざまな準備が必要だと思いますが，その準備を当日の朝に行うと忘れ物や遅刻の原因となります．そのため，必ず前日までに準備を行うようにします．

● 休憩終了時

朝から長時間講義がある場合などは，「お昼休みはゆっくりと…」と思うかもしれませんが，ギリギリまでゆっくりしていたり，話をしていると午後の実習や研修の開始時間に間に合わないかもしれません．休憩は少し早めに切り上げるなど余裕を持つようにします．

● 交通手段

施設への交通手段は自転車や電車などがありますが，開始時間ちょうどに間に合うような電車に乗るなどの時間の設定はやめましょう．施設に到着して，すぐに実習や研修が出来るわけではなく，手洗いなどの準備も必要ですし，交通手段の遅れなども予想して，一本前の電車に乗るなど余裕を持って施設に向かうようにします．

（佐野元基）

3 休むときの心得

無断で休むと…

実習や研修を無断で休むと学位取得が出来なくなってしまったり，その指導を行う指導薬剤師やスタッフに迷惑をかけたりすることになります．

休むときは…

体調が悪い，実習生は実習を受ける期間によっては就職活動と重なっているなど，さまざまな理由で実習や研修を休まなければいけない場合があると思います．そのようなときの心得についてまとめます．

● 休む際の連絡は早めに

何らかの理由で実習・研修当日に休むときは，必ず始業時間の前に連絡します．さらに，直前ではなく，30分前程度がベターです．「遅刻しそうになったら…」の項目（p6）でも触れましたが，連絡もなく来ない人がいると，周りに心配をかけてしまいます．体調が悪く自分で連絡ができなければ，ご家族からの連絡でも結構です．全く連絡をしないということは絶対にやめてください．

● 休むかどうか悩むときは

「体調が悪いけど，無理をすれば何とか行けそう」というときもあるかもしれませんが，絶対に無理はしないでください．皆さんが実習・仕事を行うのは医療機関です．もし感染症などにかかっていれば，菌を媒介してしまうことになり，施設のスタッフだけでなく，患者さんにも迷惑をかけてしまいます．無理をするくらいならしっかり休んで，体調を整えてから施設に来てください．

● 休む際の理由は明確に

実習や研修を休むということは，授業を休むということです．必ず休む際の理由は明確にしてください．また，インフルエンザのような法定感染症の場合は，特に必要となります．

● 休んだ後は

スケジュール管理をすることも指導薬剤師の責任であるため，実習や研修を休む際は指導薬剤師に，どんな講義や指導を行ったか確認し，指示を仰いでください．

実習や研修を休むことなく終えられるのが理想ですが，休まなければならないこともあり得ます．休むときは以上のことに気を付けてみてください．また，実習や研修の期間は限られています．休んでしまった場合はただ単に休むのではなく，遅れを取り戻すよう努力してください．

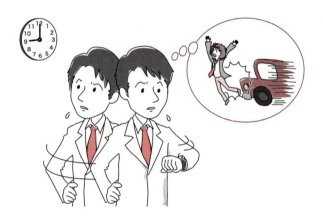

（佐野元基）

Chapter 1

4 遅刻しそうになったら…

遅刻してしまったら

遅刻と聞くと,原因としてどんなことを想像しますか? 寝坊などを想像する方がほとんどかもしれませんが,それ以外にも電車の遅延や体調不良などのさまざまなトラブルによるものがあります.このように不可抗力で遅刻してしまった場合はどうすればよいでしょうか.

遅刻したときはこうしましょう

例えば,いつもは時間どおりに来ている人がなかなか来ず,連絡も何もないと,周りの人たちは「来る途中で事故に遭っているのでは…」「体調が悪くなって倒れているのでは…」と心配をしてしまいます.そのため,遅刻の可能性がある場合は,必ず一度施設に連絡を入れてください.ギリギリ間に合いそうな場合であっても,同様です.そうすれば,先ほどのような心配をさせてしまうこともありませんし,間に合いそうだからといって急いだために,他のトラブルに遭遇してしまうこともありません.

また,連絡をスムーズにするために,あらかじめ施設の連絡先を必ず控えておきましょう.病院などの場合,可能であれば薬剤部直通の電話番号を教えてもらっておいてください.代表の番号ではつながりにくいことがあるためです.

加えて,施設にもよりますが,交通機関の遅延であれば遅延証明書を提出する必要がある場合があります.また,必要でなくても,もらっておくと証拠にもなりますので,より安心です.

遅刻をしても,正当な理由があれば問題にはなりません.指導薬剤師としっかりコミュニケーションをとって,遅刻した場合の対応方法の詳細を確認しておいてください.

(佐野元基)

Chapter 1

5 たかが挨拶,されど挨拶

挨拶の重要性

小学生の時に「オアシス運動」という言葉を聞いたことがありますか？ オアシスとは,「オ：おはようございます」「ア：ありがとうございます」「シ：失礼します」「ス：すみません」を意味する挨拶運動の一種であり,このように皆さんは小さい頃から挨拶について教育されているはずです.しかし,実際に施設に行くと,忙しそうな薬剤師,医師,看護師,つらそうな患者さんなど,挨拶をためらってしまう人にも挨拶をしなければならず,挨拶をしないとさまざまな弊害が出てきます.

挨拶のクセをつけよう

例えば,スタッフへ何か質問しようとしても,いきなり本題に入っては不審に思われたり,最悪の場合,無視されてしまうかもしれません.その点,最初に元気よく挨拶し,名前を名乗るなどをしておけば,スムーズに質問できると思います.

また,患者さんと病棟ですれ違う際も,挨拶をしなければ「無愛想だな」とマイナスな印象を与えてしまうだけでなく,白衣を着用していれば,患者さんにはスタッフとして見られるため,クレームの対象となることもあります.そのようなトラブルにならないように,必ず挨拶をするようにしましょう.

ここで,挨拶の指導を行うと,誰に挨拶をすればよいのか分からないとよく言われます.確かに,一目では,患者さん,そのご家族,私服のスタッフの区別はできませんが,そのような場合でも「おはようございます」などの挨拶はできますので,施設内ですれ違った人全てに必ず挨拶をするよう指導をします.

挨拶をするのとしないのでは,その人物の印象にかなり差が出てきます.自分の印象を良くするため,人間関係を円滑に進めるために,普段から挨拶をするクセを身につけてください.

(佐野元基)

Chapter 1

6 休憩中は何をしてもよい…?

こんなことしていませんか?

実習先や,職場の雰囲気に慣れてくると,緊張も取れ,気持ちにも余裕が出てきます.そんなとき,休憩時間(特に昼休み)に,他大学の学生や同僚と一緒に土日のレジャー企画のネット検索をしたり,眠いからといってソファーに寝転んだりしていませんか? あるいは,誰もいない,空いているからといって勝手に会議室や部屋などを使っていませんか?

自由ではありません

労基法第34条第3項では,休憩時間を「労働者の自由に利用させなければならない」としています.これは,労働者の心身の疲労を回復させ,より能率的に業務遂行ができるよう与えられる労働者の権利ですので,お昼休みなど休憩の過ごし方を強制することは,この自由利用の原則に反することになります.しかし,始業時刻から終業時刻までの就業時間中は,拘束時間に当たるため,休憩時間中の一定の規制やルールが設けられることはやむを得ません.職場の秩序を乱したり,他のスタッフの休憩を妨げたりすること,休憩の目的を損なわない限り一定の行為を禁止することは認められると考えられます.また,休憩時間に限ったことではありませんが,パソコンによるゲームや外部サイトへのアクセス,会議室の利用など,施設の設備を私用で使わないようにしましょう.いずれにせよ,実習先など施設のルールに反することのないよう配慮した上で,節度ある行動が求められます.

(長谷川洋一)

Chapter 1

7 決められたルールを自分の判断で逸脱してはいけません

ルールって必要？

施設では，学校で学ぶこと以外にたくさんのルールに従って業務を行う必要があります．このルールのほとんどは面倒なことが多く，指導薬剤師からただルールに従うようにと聞いただけでは「本当に必要なの？」と疑問に思うこともあるかもしれません．

ルールの必要性を考えよう

このルールというものは何らかの理由があって作成されています．その理由は「安全」です．

医療現場では，「安全」が最も重視されます．処方された薬剤を間違いなく患者さんへ渡したり，服薬指導の際に，患者誤認を防ぐために患者確認を行ったりと，数多くのルールがあります．そして，このルールを逸脱してしまうと，患者さんへ正しい医療サービスが行われず，多大な迷惑をかけてしまいます．また，ルールは患者さんのためだけではなく，そのルールに従うことによって，医療を提供する者の身を守ることにつながる場合もあり，逸脱してしまうと，訴訟など重大な問題を引き起こしてしまうことになります．

冒頭でも話したように，ただ単にルールの内容を聞いただけではまったく従う気にならないルールもあるかと思います．そういうときは，そのルールがなぜ必要なのか，そのルールに従うことによって，どのような形で安全が確保されるか，考えるようにしてください．そうすれば，面倒なだけのルールに見えても，印象がまったく異なってくると思います．もし不必要なルールがあったとしても，そのようなルールは長くは残りません．ルールにはさまざまな歴史があり，必要だからこそ長く残っています．必ずルールを守り，自分の判断で逸脱しないようにしましょう．

（佐野元基）

Chapter 1

8 寝不足，二日酔いは厳禁です

寝不足，二日酔いになると

寝不足，二日酔いは集中力の持続を妨げたり，ダラダラしてしまうことにつながります．これらは，実習先，勤務先での印象を悪くするばかりでなく，ミスの原因にもなりかねません．

寝不足，二日酔いを防ぐには？

実習中は毎日，日誌を書かなければならないため，夜更かしから寝不足になってしまうと学生さんからよく耳にします．日誌を書くにはその日の実習の振り返りが必要となりますが，一から振り返っていてはそれだけでかなりの時間を費やすことになってしまいます．そのため，実習中はしっかりメモをするようにしてください．そうすることによって，後々その日の実習を振り返りやすくなるため，日誌を書く時間がかなり短縮できます．また，実習内容について「そうなんだぁ」と思うだけの受け身の態度ではなく，もっと積極的な気持ちで実習を受けることができるようになります．

また，新人薬剤師は歓迎会，同期との飲み会など，就職したばかりの頃はお酒を飲む機会が多いかと思います．しかし，もし二日酔いのまま勤務してしまうと，ぼーっとして集中できません．また，自分では分かりにくいですが，口や身体からアルコールのニオイを発している場合もあります．そのようなときはマスクをしていても患者さんに気付かれてしまい，不快な思いをさせてしまうこともあります．お酒を飲むのは構いませんが，適切な量の飲酒，または次の日の勤務がない日を選ぶなど気を付けてください．

寝不足，二日酔いは不規則な生活により引き起こされます．「規則正しい生活をしてください」なんて当たり前のことかもしれませんが，できていない人も多く見受けられます．必要のない夜更かしなどはやめて，規則正しい生活を送ってみてはどうでしょうか．

（佐野元基）

Chapter 1

9 露骨に嫌な顔をしてはいけません

叱られたときに…

筆者も実習生や新人薬剤師にさまざまな指導や注意をしたり，時には叱ったりもします．その際，露骨に嫌な顔をしたり，舌打ちをしたりする人がいて，とても驚いたことがあります．そういう人は，「なんでこんなことを何度も言われなければいけないのか」「なぜこんなことで叱られるのか」と思うのかもしれません．

なぜ叱られたかを考えよう

指導薬剤師も不要な指導や注意は行いませんし，感情で叱ったりもしません．それらには必ず理由があり，相手のことを考えて，それが必要なものだと感じているので指導を行うのです．例えば，本人が，服薬指導は「もう完璧」とできているつもりでも，指導薬剤師から見てまだ不十分であれば，何度も指導されますし，同じミスを繰り返せば叱られるときもあります．そのときに，落ち込んだりふてくされたりせずに，その点に気を付けさえすれば，もっと良い服薬指導ができるでしょう．

例えば，部活の後輩に一生懸命アドバイスをしているのに，露骨に嫌な顔をされればどう思いますか？　「もうこの後輩にアドバイスをするのは止めよう」と思いますよね．指導薬剤師も人間です．指導をしてそういう対応をされれば，必要以上の指導をしなくなってしまうかもしれません．そうなってしまうと，せっかくの実習・研修が台無しです．指導薬剤師との人間関係を良好に保つためにも，指導をされたときの対応には十分気を付けてください．

気持ちに正直なのは良いことですが，友達と話しているわけではありません．実習中，研修中だということを忘れずに，少し嫌だなと思っても，表情には出さないよう我慢してみてください．また，その後，なぜ注意されるのかを考えてみると必ず成長するヒントが見つかると思います．

（佐野元基）

Chapter 1

10 文書を書くときは丁寧に

薬歴を記載する目的とは

「薬剤管理指導記録」や「薬歴」は何のために記載し、どういったことに留意すべきなのでしょうか。これらの記録は、他の薬剤師やスタッフ、患者さんも読む場合がありますので、第三者が読んでも理解できるように記載する必要があります。

また、記録は診療報酬請求の根拠となるもので、記載の不備があると診療報酬の返還を求められます。加えて、恣意的な未記載、事実と異なる記載、記載の改ざん・削除は犯罪行為です。診療報酬を請求しないから記録を記載しないのは、医療行為や薬学的判断が行われなかったものとみなされるとともに、医療人として恥ずべき行為の一つです。その他、「薬剤管理指導記録」や「薬歴」は、医療の質・安全や効率を評価し、その向上を図るために臨床研究などで活用されています。

記録時に留意することは

● チーム医療のために共有される記録・情報

医療の質の向上や安全を確保するために、薬剤の服用歴や副作用歴、その他薬物療法に関する必要な情報を、他の薬剤師や他職種と共有する必要があります。そのため、①「AAA」「ADM」などの省略語や「やっぱり」「じゃない」などの話し言葉は用いず、「腹部大動脈瘤」「アドリアマイシン」や「やはり」「ではない」のような書き言葉で記載する。②第三者が読むことを意識し、簡潔で読みやすい文章になるように配慮する。③事実と主観は、区別して記載する。④誤字・脱字はしない。⑤手書きの場合は、丁寧な字で記載する。などの点に注意することが必要です。服薬指導した場合や他職種との相談内容などは、遅滞なく記載し、また、他施設を含めた医療従事者の誹謗中傷はしないようにしましょう。

● 患者さんの個人情報

　例えば，記録の開示を求める方を想像してみてください．その方の記録に，「話が通じない」「聴く耳を持たない」などと記載されていたら，どうなるかは想像のとおりです．記録には，患者さんやご家族への説明，やり取りなどを正確に記載します．また，開示請求の対象となる公的文書であることを踏まえ，患者さんやそのご家族について，偏見に満ちた表現や感情的表現を用いないように記載しましょう．個人情報の保護を徹底し，情報の利用に当たっては患者さんの同意が必要であることに留意してください．

● 業務責任を果たし適正な医療を実施していることの証

　日常業務に追われ，記録の記載に十分な時間をかけるのは，容易ではありません．しかし，時間が経過してから記憶を頼りに記載すると，異なる患者さんの記録への誤記や記載漏れなどが生じやすくなり，思わぬトラブルを招くことになりかねません．記録はその都度記載し，紙記録の場合は，誰もが読める字で丁寧に記載しましょう．また，鉛筆ではなく字が消せないペンで記載するようにし，行間や余白は残さないようにしてください．

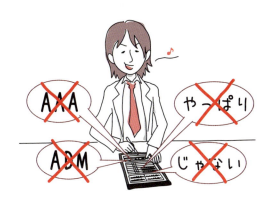

（池田義明）

Chapter 1

11 ほう・れん・そう

チームで仕事をするために

仕事は1人で行うものではありません．調剤業務であれば，調剤チームの一員として，病棟業務であれば，医師や看護師を含めたチームの一員として，仕事をします．チームとして効率よく，かつ安全に業務を行うためには「ほう・れん・そう」が基本です．「ほう・れん・そう」とは「報告」「連絡」「相談」を意味します．

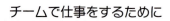

ほう・れん・そうの具体例

● 報 告

報告とは，与えられた任務の状況・経過・結果について述べることです．自分が担当する業務の進捗状況や結果は，逐次報告をしましょう．例えば，薬剤師の責任者に対して「今日は業務が時間どおり終われそうです」「機械のトラブルで調剤業務が遅れています！」などです．また，インシデントが発生したときも報告が必要です．該当患者の主治医に対してインシデントの内容と状況を速やかに報告し，場合によってはその後の指示をもらわなければいけません．

● 連 絡

連絡とは情報を互いに知らせることをいいます．筆者らの施設の薬剤部では，全体への連絡事項は，業務始めの朝礼でその内容を周知しています（例：「今日から○○が後発品に変わります」「特別購入薬の○○が処方されます」「本日は棚卸しです」など）．個々の薬剤師同士でも，業務の引き継ぎをするときには，注意すべきことなどの申し送りを行います．

また，仕事を休むとき（体調不良，忌引きなど）や，遅刻をするとき（交通機関の遅延時も含む）も事前の連絡が必要です．分かった時点で速やかに連絡をしましょう．大学生や社会人ともなれば，連絡はできるだけ自分でした方がよいでしょう．

Chapter 1

● 相 談

　業務の中で分からないことがあったときは，先輩薬剤師に相談し，アドバイスをもらいましょう．その方が自分のためにもなります．相談もせず，自己判断で不適切な行動（間違った回答をする，違う薬剤を渡すなど）をしてしまうと，医師・看護師や患者さんに迷惑をかけてしまうだけでなく，インシデントの発生にもつながりかねません．

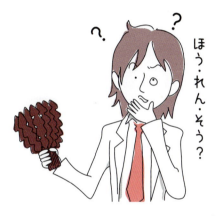

（中村有理）

Chapter 1

12 後回しにしないで,すぐ返信!

対応を忘れていませんか?

今は,何でもメールや LINE などで素早くやりとりができますが,何らかの回答を求められているメールや質問に対して,返信や回答を後回しにしてはいないでしょうか.

即答できない場合でも,返事をせずにいつまでも放置すると,発信者はメールが届いているのかどうかが分からないばかりでなく,質問の意味が理解されているのか,情報が確実に伝わっているかどうかなど不安になるものです.また,医師,看護師からの薬の問い合わせを放置しておくと,どうなるでしょうか.その結果として,医師,看護師との信頼関係も失墜し,治療に影響が出たり,患者さんに迷惑がかかったりすることになってしまいます.

緊急度を確認して真摯に対応しましょう

仕事中ですぐに回答ができない場合は,まず「お急ぎでしょうか」などと相手に回答に時間的猶予があるのかどうか,必要性の程度を確認すると良いでしょう.その上で,「確認してから,○日までに回答します」などと具体的な予定を伝えておくのも方法の一つです.そうすると,すぐに回答ができなくても,メールを確認したことを相手に伝えることができます.

また,返事を後回しにしていると,時間の経過とともに他の仕事や案件に意識が向いてしまい,肝心の返事を忘れてしまうといったことにもなりかねません.できる限り後回しにしないで,すぐに返信,回答をするよう心がけましょう.

(長谷川洋一)

Chapter 1

13 時には我慢！ 空気を読もう

価値観は人それぞれ

同じ環境下で育った兄弟，姉妹でさえ，考え方はそれぞれです．先輩薬剤師と新人薬剤師・薬学生との間では，これまでの経験や知識，技能には大きな差があります．また，ある状況の中で，ものごとの重要度や優先度の決定，つまり価値観も多様です．価値観は，親や友人，自身の体験，書物，組織や宗教などの共同体などから影響を受けて形成され，変化を伴います．

受けた指導は素直にやってみよう

考え方や価値観の異なる相手とうまく連携したり指導を受けたりするには，それらの多様性を受け入れて，まずは受けた指導をやってみて，それに慣れてきたら再度考えてみることが大切です．意外にも，その当時の自分の考え方や価値観が変化していることに気付かされることも少なくありません．一方，「やっぱり自分の考えは変わらない」という場合があっても，それはそれでいいのです．それが，その時点での皆さんの変わらぬ価値観なのです．相手の考え方や価値観を理解または共有できると「喜んでいる」「悲しんでいる」など，言葉にしなくてもある程度相手を理解できるようになり，いわゆる"空気を読む"や"阿吽の呼吸"が可能になります．しかし，そうではない場合は，"空気を読む"ことはまずできません．また，"空気を読む"とも言われる日本型のコミュニケーション能力には，"主体性を捨てて相手に迎合する態度"が少なからず含まれているため，主体性や自主性がネガティブに捉えられる場合が少なくありません．ただし，それらが必ずしも"空気を読む"ことと相反するものでもありません．初めのうちは，自分の考えや価値観と異なる多くの方から指導を受けます．時には我慢し，空気を読んで，まずは受けた指導を素直にやってみましょう．

（池田義明）

Chapter 1

14 愚痴には気を付けよう！ 壁に耳あり障子に目あり

いろいろあるけれど…

職場の仕事や環境に慣れてくると，周りの同僚や先輩，上司の言動が気になります．お互い人間なので，相性の合う人・合わない人がいることは，ある程度想定しておくべきです．特に，職場に慣れてきた頃はお互いこれからどのように付き合えばいいか，相手がどんな人かを観察し合っています．そんな時，Aさんは同僚のBさんから廊下で「ねぇねぇ，私の部門のC先輩って，"あれやっといて"とか"これやっといて"と言うだけで，自分は何もしないし，いつも勉強会のときに何か一つは質問しなさいって言うけど，C先輩は居眠りをしていて，全然言っていることとやっていることが違うからいいかげん頭にくる」と言われました．さてどうしたものでしょうか．

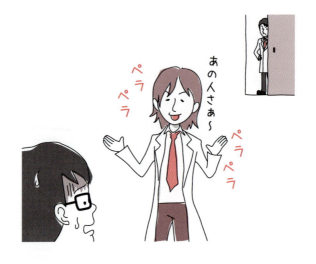

Chapter 1

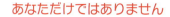
あなただけではありません

　仕事上の不平不満は，つい口にしたくなるものです．しかし，AさんがC先輩ととても仲良しであれば，Bさんが言っていたことがAさんからC先輩に伝わるかもしれません．また，廊下で話をしていると，どこかの部屋の扉の陰で聞かれていたり，様子を見られていたりすることもあります．もしかすると，C先輩が聞いていたなんてことにもなりかねません．愚痴を言っている本人は，その話に意識が集中しているので，側に誰かがいても人の気配に気付かないものです．

　しかし，愚痴は職場において，決してプラスの効果をもたらしません．嫌な思いをすることはあるかもしれませんが，愚痴を言うくらいなら直接相手に話をする方が，お互いの考えを理解できるチャンスになると考えるとよいでしょう．

　また，通勤・通学途中の公共交通機関の中での会話も，関係者（患者さん，患者家族，施設職員，マスコミなど）が聞いているかもしれません．「壁に耳あり，障子に目あり」ということわざのとおり，どこで誰が聞いているか，見ているかは分かりません．

　愚痴に限らず，施設外で無用に施設や患者さんの話をすることは，守秘義務違反，情報漏洩にもつながりますので，慎まなければなりません．

（長谷川洋一）

Chapter 1

15 ミスを隠すことは絶対にダメです

ミスを隠してしまうと

例えば,調剤業務を行っていると「薬剤間違いをした」「数量を間違えた」など,ミスをすることが必ずあります.そして,そのミスが指摘されずに,後で自分だけが気付いたとします.その時に「怒られるのが嫌だ」「ミスを知られて自分の評価が下がるのが嫌だ」などと思い,何も言わなければ,調剤ミスのある薬剤が患者さんに届きます.患者さんは違う薬剤や,誤った錠数を飲んでしまい,期待している効果が発揮されなかったり,もしかしたら,副作用が強く出てしまったりなど,医療過誤の原因となってしまう恐れがあります.しかし,気付いた時に正直に話していれば,患者さんへ迷惑をかけることはないはずです.

ミスは成長へのチャンス

「ミスは誰でもする」.ミスの内容,頻度は異なるかもしれませんが,ミスをするという点では指導薬剤師でも,皆さんでもまったく変わりません.そのミスを隠してしまうと,隠さなかったときと比べて,被害が大きくなってしまいます.ミスを隠すことの弊害はそれだけではありません.もしミスをした場合,そのミスがあまり影響の少ないものであったときでも,そのミスを隠してしまえば,正しい対処法や,その業務に対する深い理解が得られず,また同じような間違いを繰り返してしまいます.

ただでさえ,実習や研修中は慣れないことの連続ですので,ミスをすること自体は仕方ありません.また,ミスをしたことにより必要以上に落ち込んだり,罪悪感を感じたりする必要もありません.ミスをしたら,それをチャンスだと思って,なぜミスをしてしまったか,どうすればミスをせずに済んだかについて深く考え,失敗を糧にして成長してください.

(佐野元基)

Chapter 1

16 あなた個人のものではありません

独占していませんか？

今は，パソコンを一人1台持っているような時代ですが，職場によっては1台を職員が共有するというところもあります．

A病院には，薬剤科長を含め薬剤師が4人働いています．そして，薬剤科には共有パソコンが1台しかありません．あるとき，薬剤科長が就職2年目のBさんに対し，「今月は君がDIニュースを作成してくれ」との指示がありました．Bさんは業務命令として，パソコンを利用する権利が与えられたものと考え，毎日午後は，DIニュースの作成のためにパソコンを利用していました．ところが，他の薬剤師からは，最近仕事が進まない，Bさんがパソコンを占拠して使用できないなどの不満が薬剤科長に出始めました．薬剤科長は「パソコンの連続使用は1時間まで」とのルールを定めようとしたとき，Bさんは「それではDIニュースが作れない」と訴えました．どうしたものでしょうか．

まずは譲り合う気持ちから

自分の仕事やノルマを果たすためには，時間と労力が必要です．しかも，期日が定められている場合は，なおさら段取りとスケジュール管理が重要になってきます．しかし，職場には，自分以外に多くの人が一緒に働いています．施設・設備については，公共のものと捉え，個人で独占して長時間，長期間利用しないように配慮する必要があります．また，使用に当たってのルールがある場合は，そのルールを遵守するなど，自分1人のものではないとの意識が求められます．みんなで気持ちよく利用できるよう，思いやりを持って仕事に臨みたいものです．

（長谷川洋一）

Chapter 1

17 その USB メモリ，安全ですか?

USB メモリの危険性

　小型・軽量で持ち運びが便利な USB メモリ．安い物であれば数百円で購入できます．しかし，保存されている情報によっては，紛失や盗難などによる損害額は計り知れません．病院や保険薬局では患者情報の外部（自宅や他施設など）への持ち出しは原則禁止されているにもかかわらず，USB メモリによる患者情報の紛失事件が後を絶ちません．USB メモリは利便性の高いツールであるからこそ，安易に取り扱われることがないよう管理体制を整えておくことが必要です．

　例えば，USB メモリの紛失直後には直接的な被害が確認できなかったにもかかわらず，数年後に USB メモリ内の個人情報がバラまかれてしまうといった事例もあり，どんなケースであっても初期段階での対応が問われます．そのため，万が一，患者情報の入った USB メモリの紛失や盗難にあった場合は，直ちに報告してください．また，紛失や盗難に遭っても慌てることがないように，データの暗号化やパスワード認証保護を用いて，本人以外がデータを見られないようにする対策機能のついた USB メモリの購入をお勧めします．

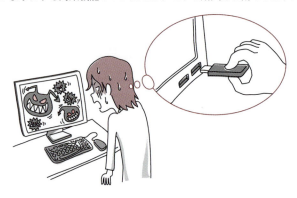

ウイルス感染を防ぐには

　USBメモリはデータの移動などに便利であり，複数のパソコンで使用する場合が少なくないため，ウイルス感染の危険があります．感染したUSBメモリを違うパソコンで使用すると，複数のパソコンに感染を拡大させてしまう危険性があることを念頭に置き，使用する前に対策をしておくことが大切です．

　ウイルス感染を防ぐには，以下の対策がとても大切です．
①出所不明なUSBメモリは使用しない．
②セキュリティ対策が施されていない（自分の管理下にない）パソコンではUSBメモリを使用しない．
③USBメモリの自動実行はしない．

　病院管理下のコンピュータはウイルス対策ソフトが整備されているため，セキュリティ対策は万全ですが，USBメモリを使用不可としている施設も少なくありません．施設のパソコンでUSBメモリが使用可能な場合は，ウイルスチェックの方法を必ず確認しておきましょう．

（池田義明）

18 メールを書くときは丁寧に

メールの長所・短所

メールは，院内・院外を問わず，通信手段として広く普及してきています．メールを，これまでの通信手段である電話と比較すると，相手の状況を考えず送信できる，送受信すれば記録として残るなどの長所があります．一方で，相手からの返信がないと，読んでいるのかどうか分からない，微妙なニュアンスが伝えづらいなどの短所があります．電話であれば声の調子で感じ取れることも，メールだと伝わらずに誤解を与える可能性があるため，メールを書くときは，丁寧に書くことを心がけなければいけません．

メールのマナーは大切です

マナーの詳細については他の成書に譲りますが，最低限のマナーとしては「メールを確認した旨を伝える返信をできる限り早くすること」「仕事のメールは毎日確認すること」が挙げられます．メールを見ていなかったのでやっていません，知りませんでした，ではいけません．いくら熱心で優秀な新人でも，このような最低限のメールのマナーですら守れていないと，印象が悪くなってしまいます．

また，院内でも，電子カルテシステムの院内メール機能の使用や，グループウェアの導入によるメール機能の使用などにより，メールでやり取りする機会が多くなってきています．医師への疑義照会や問い合わせも基本は電話ですが，メールで行うことが増えてきています．院内の相手にメールを送る際も，誤解を与えないよう丁寧にメールを書く必要があります．ただし，医師へ問い合わせする際に丁寧過ぎると，かえって何を確認されているのか医師が分からなくなることがあります．前置きが長く，長文を読まなければ質問にたどり着かないメールは，多忙な医師には嫌がられるメールとなります．

メールの長所・短所を理解し，院内・院外の書き方の注意点を把握し，メールを有効に利用していきましょう．

（中村翔吾）

Chapter 2

薬剤師としての「心構え」をしっかり持とう!

1 薬剤師に求められるココロ

薬剤師の仕事って？

近年，科学技術の進歩が目覚ましく，情報通信速度も速くなるなど，私たちの生活がとても便利に，スピーディーになってきました．とてもありがたいことだと思います．

医療現場においても，機械化や自動化が進み，リスク管理の観点からもさまざまな調剤機器が開発・使用され，薬剤の調製は，直接薬剤師が実施するのではなく，調剤機器で行われるようになってきています．でも，未来のある日，ふと振り返ってみると，そこには，電子機器やロボットしかおらず，「人」がいないことに気付かされるかもしれません．

医療の担い手として

薬剤師は，電子機器でもロボットでもありません．他者のさまざまな状況を捉え，怒ったり，泣いたり，笑ったり，何かを感じたり，考えたりすることのできる「人」なんです．機械にはなく，人にあるものこそが，「こころ」ではないでしょうか．

また，薬剤師は，1992年（平成4年）に医療の担い手として医療法に明記されてから，20年以上が経過しました．薬剤師は医療人として，薬剤の調製が業務の中心であった時代から，患者さんを中心とした医療チームへの参画，多職種連携など，人とのコミュニケーションを中心とした業務に変化してきました．

つまり，薬剤師は，人の心と心のつながり，すなわち共感を大切にして，薬の情報を扱う職種ということになります．自分のことを優先するのではなく，相手の身になって，相手を思いやる，そんな気持ち（こころ）が何より大切ではないでしょうか．

（長谷川洋一）

Chapter 2

2 指示された業務は必ず完結させてから次の業務に移りましょう

複数の指示を与えられたときは

　実習生や新人薬剤師は，指導薬剤師の指示に従って業務を行います．しかし，指導をしている期間でももちろん忙しいときはあり，複数の指示を与えられてしまうこともあります．このような状況では，最初に指示された業務が終わっていないのに次の業務を行ってしまい，結果的に最初の業務を忘れてしまうこともあります．こんなときにはどのように対応すればよいでしょうか．

指示された順番を守る

　指示された業務は必ず順番を守りましょう．例えば，指示された順番を守らずに優先度が高い処方箋を放置してしまうと，その業務は滞ってしまい，他部署へ迷惑をかけたり，患者さんを無駄に待たせたりしてしまうかもしれません．また，同時に複数の指示があった場合は，必ず指導薬剤師に指示を仰いで優先順位を確認してください．

● 業務を並行して行わない

　指導薬剤師はさまざまな業務を並行してこなしていて，皆さんの目には格好良く映るかもしれません．業務を同時進行することは，それぞれの業務をしっかり理解し，また，優先順位も把握していないとどの業務も中途半端なものとなってしまい，ひいては間違いにつながってしまう可能性があります．また，注射薬の調製も同様です．異なる患者さんに対して同じ薬品を混注するからといって，同時並行してしまうと，患者誤認につながってしまいます．

　このように，皆さんは実習・研修の一環として業務を行っていることを自覚し，時間がかかっても一つひとつの業務を順番に完結し，理解を深めながら，焦らず確実に業務をこなすようにしてください．

（佐野元基）

Chapter 2

3 言われなくても自己研鑽をしっかりと

何から勉強していいのか分からない

「知識は自分で勉強してつけるように」と言われても，どのようなことから勉強すればいいのか分からないと若手薬剤師からよく言われます．本や雑誌を読むことは簡単にできますが，ひたすら読むだけでは知識はなかなか頭に入りません．そのようなときは，業務中に何らかの注意を受けた処方箋の薬剤についてや，患者さんに聞かれたことに関連付けた薬剤について勉強してはどうでしょうか．薬剤だけでなく，疾患や検査値などを関連付けて勉強すれば理解が深まると思います．

学会や研修会に積極的に参加しよう

「学会や外部の研修会に参加するとお金もかかるし，時間や休みもつぶれてしまう」と思う人もいるかもしれませんが，参加すれば得るものは大きいと思います．他施設の活躍している方の話を聞いたり，先進的な取り組みの話を聞くことによって，知識だけでなく，自施設の良いところや悪いところも，また違った目で見ることができるようになります．また，学会や研修会はさまざまな人と出会える機会にもなります．そこでの出会いがチャンスをもたらしてくれるかもしれません．学会や研修会への参加はモチベーションの向上にもつながるでしょう．

● 勉強したくてもできづらくなる時が来る

若い間は時間に余裕があり，自己研鑽より遊びたい気持ちが強いかもしれません．しかし，数年すると指導者の立場になったり，役職者になり管理業務が増えたり，女性であれば子育てなどで勉強する時間がなかなかとれなくなったり，という話をよく耳にします．若い間の自由に動ける時に，もっと勉強していたら良かったと思っている先輩薬剤師はたくさんいます．若い間に時間を作り，自己研鑽しましょう．

（寺沢匡史）

Chapter 2

4 いろんなことにチャレンジしよう

チャレンジとは自分の好きなことをやるだけではない

チャレンジ精神を持つことが大事だということは言うまでもありません．しかし，自分のやりたいこと，興味のあることだけにチャレンジするのではいけません．施設や部門のビジョンに沿ったチャレンジでなければ，せっかくのチャレンジも勝手なことをしていると捉えられてしまう場合があります．また，新たなチャレンジには周りの協力も必要です．新たなチャレンジをするときは，まず施設や部門のビジョンや方向性も考えるといいでしょう．チャレンジをビジョンや方向性に合わせて計画するというのも，目標達成の近道になるかもしれません．

少ないチャンスをものにしよう

自分の興味のないことや苦手な分野に関する依頼を受けたり，多忙な時期に仕事の依頼を受けたりするかもしれませんが，可能な限り引き受けるようにしましょう．興味のない分野と思っていても，その役割を果たすことで自分の転機になるかもしれませんし，間違いなく視野は広がります．また，多忙であったり，予定があったりしても，何とか調整して依頼を引き受けることで他者からの信頼を得ることができます．仕事の依頼を引き受ける人には今後もたくさんのチャンスが巡ってきます．あまり断ってばかりだと，本当に自分が望んでいるチャンスも巡ってこないかもしれません．

自分のやってみたいことへのチャレンジだけではなく，興味のない分野，苦手分野へのチャレンジも必要です．そのチャレンジは自分のスキルアップにつながるだけでなく，次のチャンスをもたらし，本当に自分の希望するチャレンジへの第一歩になるかもしれません．

（寺沢匡史）

5 認定薬剤師,専門薬剤師を目指そう

自分の思いどおりに認定,専門薬剤師になれるのか

「私は○○専門薬剤師になりたいと思っています」と実習中の学生や就職の面接時によく聞きます.認定,専門薬剤師になるためには最低5年程度の薬剤師経験が必要となります.その5年間で自分の本当にやりたい分野が見つかり,目指す方向が変わるかもしれません.また,所属部門で自分の目指したいと思っている分野の業務に関われない可能性もあります.また,認定,専門薬剤師になるためには学会への参加や発表,他施設への研修,症例の提出,難しい試験など,たくさんのハードルを乗り越えなければいけません.

認定,専門薬剤師は薬剤師のステータス

認定,専門薬剤師の中には診療報酬の算定に関わるものもあり,取得していることで自施設からも必要とされるでしょう.6年制の薬学部を卒業した優秀な薬剤師が多く輩出される中で,認定,専門薬剤師の資格を取得していれば,薬剤師の中だけでなく,医師,看護師をはじめ他職種からも,一目を置かれる存在となります.

● いつでも認定,専門薬剤師を目指せる準備をしておきましょう

薬剤師はあくまでもジェネラリストです.認定,専門薬剤師となっても,関連業務だけでなくさまざまな業務をこなさなければいけませんし,いろいろな薬剤に関わらなければなりません.そのためにも若い間はさまざまな分野を勉強しておきましょう.その中で自分の本当に興味があるものが見つかるかもしれません.認定,専門薬剤師を取得するための条件に他施設の研修などがある場合,そのチャンスは少ないと思います.いつそのチャンスが来ても自分のものにできるように常に自己研鑽し,準備をしておくことが必要です.

(寺沢匡史)

Chapter 2

6 慎重とダラダラは違います

あなたは慎重派？　ダラダラ派？

　実習生や新人薬剤師にもいろいろな人がいます．例えば，調剤をしてもらっているときに，10種類以上の薬剤が並ぶ処方でもそれぞれに興味を持って用法，用量，薬効，薬理など一つずつ調べてから調剤を行う人や，ある業務の指示を出したときも，その業務はなぜ行う必要があるのか，その業務が患者さんにどのような関わりがあるかなど質問をしてから業務を行う人がいます．

　このような人は，調剤や，指示された業務についての理解を深めることにより，それらを慎重に行おうとしているのだと思います．

　しかし，逆に指示した業務があるのにもかかわらず，一緒に実習に来ている学生さん同士，新人薬剤師同士で話をしていたり，それほど時間のかからない業務のはずなのに多くの時間を費やすなど，ダラダラと時間が長引いてしまう人もいます．

無駄に時間をかけるのはやめましょう

　ダラダラと業務を行う人の中には，"時間がかかっているのは慎重な人でも同じじゃないか"と思う人もいるかもしれません．しかし，慎重だということは業務について深く理解し，内容も把握しているということであり，慣れてくれば効率化を図れ，慎重でもだんだんと時間がかからなくなってきます．その点，ダラダラ行っている人は，ただ何となく時間をかけており，集中していないので間違えることも多く，また理解度も低いため効率化も図れません．

　間違いがないように慎重に業務を行い，時間をかけるのは構いません．皆さんもダラダラと何も考えずに業務を行うのではなく，有意義な時間のかけ方を考えることを心がけてみてください．

（佐野元基）

7 清く・正しく・美しく

患者さんのために気を配ろう

病院であれ調剤薬局であれ,薬剤師も業務の中で患者さんと接する機会が多くなっています.薬剤師も患者さんと接する以上は"接客業"と言っても過言ではないでしょう.患者さんから信頼を得て良好なコミュニケーションを図るためには,知識や技術も大切ですが,まずは第一印象です.第一印象は,服装や身だしなみ,表情や態度といった外見の要素の影響が大きいと言われており,残念なことに(?)その印象はかなり長い間にわたって継続するようです[1].

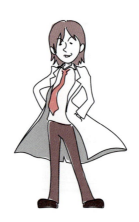

これでばっちり⁉ 第一印象

❶まずは挨拶＆自己紹介
「こんにちは．薬剤師の○○です（にこっ）」

❷相手の話をよく聞く
時に笑顔で，時に真剣に，患者さんやご家族からの話をよく聞き，患者さんの話を間違いなく理解するようにしましょう．

❸説明するときは分かりやすく
患者さんの年齢，状態，理解度に応じて，分かりやすい言葉で話しましょう．

❹身だしなみを整える
「身だしなみ」とは人に不快な印象を与えないように身なりを整えることを言い，「おしゃれ」とは違うものです．医療現場では特に清潔感も重要です．社会人かつ医療従事者としての身だしなみに気を配りましょう．例えば，筆者らの施設では，身だしなみに関する取り決めとして，髪は肩につく場合は後ろで束ねる，髪留めは飾りのない黒か茶色のもの，ヘアカラーは明るくしすぎない，男性の無精髭は不可，爪は短く切る，香料の強い化粧品や派手な化粧は控える，ユニフォームのボタンは全部留めるなど，細かな取り決めがあります．

（中村有理）

● 文 献 ●

1) 日本マナー・プロトコール協会：改訂版「さすが」といわせる大人のマナー講座，PHP 研究所，2011．

Chapter 2

8 咳エチケット・手洗い・うがいは大切です

感染防止策を身に付けよう
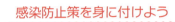

　人間の身体には，さまざまな細菌などが体内外にかかわらず潜んでいます．それらは健康な方には無害であっても，入院患者さんのように種々の疾患を持っており，免疫能力の弱っている方には，接し方によっては多大な影響を及ぼすことがあります．患者さんに関わる際には以下のことに気を付けましょう．

● 咳エチケット

　咳エチケットという言葉を知っていますか？「咳の際はティッシュなどで口を押さえ，他の人から顔を背け1m以上離れる」「咳をしている人にマスクの着用を促す」といったことを指しますが，これらを守らずに，服薬指導で咳をしてしまうと，その咳のせいで，患者さんが肺炎にかかってしまうかもしれません．そうでなくても，人に咳をされることは嬉しいものではありませんので，日々の生活の中から，咳エチケットに気を配るようにしてください．

● 手洗い

　実習において，朝施設に到着したら，最初に手洗いを行います．これは外から菌を持ち込まないようにするためです．また，患者さんに接する前後も必ず手を洗うようにし，自分が菌を媒介しないように気を付けてください．

● うがい

　皆さんは話をする際，気付かない間に唾液を飛ばしています．感染症にかかっている場合，これにより菌の媒介に一役買っていることとなるため，うがいをし，まずは自分の身を感染症から守る必要があります．患者さんに接するとき以外でも頻回に行うのが望ましいです．

　これらは感染防止策として，実習中や就業中のみだけではなく，日常生活においても健康を保つ上で有用なものなので，普段から習慣付けていくことが大切です．

（佐野元基）

Chapter 2

9 薬剤部にはMRさんや卸さんなど院外の関係者がたくさん来ます

訪問者への対応

薬剤部内にはいろいろな訪問者がいます．MRさん，卸さんなどですが，どうして薬剤部へ来るか知っていますか．また，どのような対応をするのが正しいでしょうか．

MRとは？ 卸（MS）とは？

MRはMedical Representativeの略で，日本語では医薬情報担当者と言い，薬剤部に対しては，医薬品の適正使用のための情報提供，収集，伝達を行っています．それぞれの製薬会社の薬剤についての知識は薬剤師にも引けを取りません．自分で調べても分からないことや，ちょっと気になったことでもすぐに調べてもらえるので，気になったことは聞いてみてください．

MSはMarketing Specialistの略で，多種多様な医薬品の販売と情報提供を行っています．情報提供という点でMRと重なりますが，こちらは，包装変更や，剤形変更など，商品についての情報提供が主です．施設によっては配送の方と一緒に薬剤の納品を行うこともありますので，MRさんに比べ，卸さんの方が見かけることが多いかもしれません．そのため，MRさんより質問はしやすいかと思います．

また，MRさん，卸さんはどちらとも外部の人であることを忘れずに，敬意を払うこと，話しかける際には，必ず自分の名前を名乗ることに気を付けてください．さらに，質問の際は情報の漏洩などにも気を付けるようにしてください．

慣れない環境では薬剤部の人の名前を覚えるだけで精一杯かもしれませんが，面倒だと思わずに，それ以外の人とも話してみてください．薬剤の情報だけでなく，学生さんは就職情報などいろいろと有益な情報が得られるかもしれません．

（佐野元基）

Chapter 2

10 守秘義務を守りましょう

守秘義務とは

薬剤師は,業務上,患者さんの病気に関する情報や住所,職業,家族構成など,さまざまな情報を知ることができます.これらの情報は,正当な理由がなく漏らしてはいけません(刑法第134条 秘密漏示).筆者らの施設の就業規則でも,「職員は患者さまの病状や病院の機密を漏らしてはならない」と規定されており,患者さんの病状など,他人に漏らすことがないよう注意がなされています.学生同士や職員同士の間で,みだりにこれらの情報を話題にしないよう気を付けましょう.

こんな場所で気を付けましょう

例えば,病院の廊下やエレベーター内です.一般の患者さんが利用する廊下やエレベーターはもちろんですが,職員用のエレベーターであっても,外部の人(病院への訪問者,納品業者,配達業者の方など)や,検査やリハビリに向かう患者さんが乗っていることもよくあります.

また,公共の場でも注意が必要です.通勤途中で先輩や同僚と同じ電車やバスになったときなどは,つい仕事の話をしてしまいがちですが,患者情報や病院の内部情報までうっかり話題にしてしまわないよう注意しましょう.レストランや居酒屋(職場の飲み会のときなど)でも同じです.

(中村有理)

Chapter 2

11 薬剤部内で見た文書にはとても重要なものがあります

診療情報の重要性

薬剤部では業務を行う上でさまざまな文書を発行します．現在では電子カルテを使用している施設も多く，情報を文書として発行することも可能です．その中にはとても重要なものがたくさんありますが，学生さんや新人薬剤師の中にはなぜ重要なのか分かっていない方もいるかと思います．

重要な情報であることを自覚しよう

以下に，代表的なものについて説明していきます．

● **処方箋**

処方箋には患者名，患者ID，年齢，入院病棟，診療科，薬品名など詳しい情報がたくさん記載されています．疾患名は記載されていませんが，薬品名，診療科から推測できることもあり重要なものです．

● **お薬の説明書**

例えば，患者さんが手術目的で入院してきた場合，使用する薬品を記載した説明書を作成し，服薬指導時に渡すことがあります．もしこれを紛失してしまい，他の方が見てしまった場合，「○○さんはこの手術をするんだ…」などの個人情報が漏れてしまいます．

● **電子カルテから発行した文書**

これは言わなくても分かるかと思いますが，電子カルテは個人情報の宝庫です．病歴や診察内容だけでなく，住所や電話番号といったかなりプライベートな内容も記載されており，安易に印刷してしまうと重大な問題につながりかねません．そのため，服薬指導に必要な情報でない限り，出来るだけ印刷は避けるようにします．

● **自分のメモ**

見落としがちですが，これも重要な情報となります．自分が書いたメモも個人情報であることを意識し，その取り扱いには十分注意しましょう．

（佐野元基）

12 患者さんへの言葉遣い・声遣いには注意しましょう

環境により対応は異なります

会社の上司が不在時の対応として,「本日○○さんはお見えになりません」のような尊敬語を使うと,多くの方は違和感を覚えることと思います.「本日○○は不在にしております」が一般的です.しかし,病院などの特殊な環境下においては,患者さんと医師との良好な信頼関係が背景にあるため,「本日○○は不在にしております」のような対応をすると,患者さんによっては不愉快な思いをされる場合が少なくありません.

きちんとした言葉遣い・声遣いをするには

このような場合には,「本日○○先生は不在にしております」が一般的です.また,患者さんに対しては,小児を除き,年齢に関係なく常に敬語を使用し,きちんと氏名で呼びましょう.患者さんをお呼びする際,「〜さま」「〜さん」どちらを使用するかは,施設のルールに従いましょう.馴れ馴れしさからは良い治療結果は生まれません.きちんとした言葉遣いが必要です.きれいな言葉遣いは,その人の教養や人格まで表します.

また,コミュニケーションツールとして非常に重要な役割を果たすのが声です.声には人を動かす力があります.皆さんの声の出し方,遣い方が患者さんの気分や体調に影響を及ぼしているのです.例えば,4人床の病棟で病気や薬の内容について大声で説明をしたり,服用できなかった薬をやっと飲めたときに,一緒に喜ぶのが恥ずかしくて,思わず小声になってしまった経験はないでしょうか.主役は皆さんではなく,患者さんです.患者さんのその時の"思い"が最も大切であり,その"思い"に応え,寄り添う気持ちがあれば,自然と適切な声遣いができるようになります.

(池田義明)

Chapter 2

13 無理は禁物！

卒業したら即，戦力！？

薬学部を卒業して，薬剤師国家試験に合格し，晴れて薬剤師免許を取得することができました．しかし，薬剤師免許を取得できたからといって，いきなり何でも対応できるわけではありません．分からないことを格好をつけて質問せずに，そのまま投薬ミスを招いてしまったり，あるいは，早く対応しなければと焦って，確認もせずに誤った情報を医師や看護師に伝えたり，患者さんに提供したりしてしまうとどうなるでしょうか．予期せぬ重大なトラブルを引き起こすことになります．一人前の薬剤師になるためには，時間と経験が必要ですし，何といっても自己研鑽が大切です．

今の自分にできることを確実に

新人薬剤師には，初めからベテランの薬剤師のように振る舞うことを誰も求めていません．まずは，目の前の患者さんにどう向き合うか，格好をつけるのではなく，一つひとつの経験を積み重ねることが大切です．薬剤師になりたての頃は，自分が調製した薬剤が実際の患者さんに投薬されることへの緊張感と，自分の考えや判断が適切かどうか，特に不安も大きいと思います．自分なりの考察や評価はしつつ，できる限りの判断は求められますが，決して一人で悩む必要はありません．必要なときは先輩や上司に相談することが大切です．「自分は○○のように思いますが，これでよろしいでしょうか」「病棟から質問を受けて調べたところ○○だったのですが，そのように回答してよろしいでしょうか」など，確認することが大切です．何事も無理は禁物です．無理をすれば，その分リスクを被ることにもなりかねません．

（長谷川洋一）

Chapter 2

14 医療は誰のためのものか

医療は患者さんのために

「医療は誰のためのものか？」と問われれば，おそらく大多数が「医療は患者さんのためのものである」と答えるでしょう．医療従事者は病気で苦しんでいる患者さんのために最善の医療を行う義務があります．そのため，医療従事者は絶えずその専門知識，技術の向上に努めなければなりません．ただし，最善の医療は医療者の考えるものと患者さんの考えるものが一致しない場合もあるので，インフォームドコンセントを行い，患者さんの考えを尊重することも重要です．しかし，患者さんの考えは重要ですが，現在は情報過多社会であり，テレビやインターネットなどさまざまな根拠のない情報に影響を受け，自ら検査や投薬を希望する，または治療を拒否する患者さんもいます．専門知識を持つ医療従事者が，そのような患者さんを指導していくのも患者さんのための医療といえるでしょう．

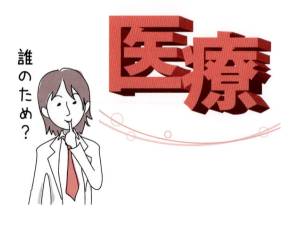

医療とコスト

　一方で医療は，医療従事者にとっては医療を行うことによって対価を得，医療施設の収入源となっている側面もあります．そう考えると，医療は医療従事者のためのものでもあると考えることができます．医療行為に対する対価は，保険診療の場合，診療報酬として点数が定められており，薬剤師が行う調剤も医療行為として点数が定められています．しかし，年々この診療報酬が引き下げられていることや，包括医療費支払い制度（DPC）の導入より医業収益が包括化されたことで，医療施設にとって収益を増やすことは難しくなってきています．

　良い医療を提供するためには，安定した病院の運営が不可欠です．レベルの高い医療でも，コストを度外視していては一般病院では継続することはできません．新人薬剤師は，こうしたコスト意識をあまり持たずに業務を行っているかと思いますが，これからは薬剤師も経営の視点が求められます．そのため，若いうちから経営的にどうかと考える癖をつけておく必要があります．良い医療の提供とコスト意識のバランスが取れる薬剤師になることが必要です．

（中村翔吾）

Chapter 2
15 真実を伝えることが正しいのか

真実を伝えることの難しさ

「真実を伝えること」と聞いて思い浮かぶのは,告知の問題でしょう.一昔前は,がん患者さんに対する告知は積極的に行われておらず,服薬指導を行う際も告知か未告知かを確認し,その状況に合わせた指導を行っていました.未告知の場合には伝えられることも限られており,言葉を選んだ指導となっていましたが,現在では基本的にがんの告知が行われており,指導の際に抗がん剤という言葉を隠すこともあまりありません.告知は主に医師が行い,薬剤師は告知の場に同席することはあっても,がんの告知をすることはありません.しかし,抗がん剤の治療を進めていく上で,薬剤師も抗がん剤の副作用や効果,期待される延命期間などを説明します.その際,効果や副作用など,真実を全て伝えることが正しいのかと悩む場面に数多く出くわします.副作用を恐れて抗がん剤の導入をためらっている患者さんに,何の配慮もなく通り一辺倒の副作用の説明をしてしまうと,抗がん剤の導入を拒否される可能性があります.データを並べて,全て伝えることが正しい説明ではありません.

真実の適正使用

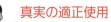

「真実は薬のようなものである．それは薬理作用がある」とSimpsonは言っています[1]．つまり，真実は適切な用法・用量で投与すれば患者さんからの信頼を得ることができますが，投与方法を間違うと効果が得られないどころか，治療拒否などの副作用が出現することもあります．しかし，適切な用法・用量というのは患者さんにより異なります．そのため，真実を伝えるスキルを身に付ける必要があります．大事なことは，患者さんの質問の裏側にある心理を読み取り，患者さんが求めている情報を的確に感じて提供できることです．決して，自分の薬学的知識を披露するだけで，相手のことを何も考えていないような説明を行ってはいけません．教科書どおりの情報提供ではなく，患者さんの思いや理解度に応じて，必要な情報に加工して伝えましょう．

（中村翔吾）

● 文 献 ●

1) Simpson MA：Therapeutic uses of truth. The Dying Patient, pp255-262, MTP Press, 1982.

Chapter 2

16 薬剤師に課せられた責務

医薬品の適正使用とは

薬剤師は,薬の専門家として,医薬品の適正使用に努めなければなりません.

医薬品の適正使用とは,「的確な診断に基づき,患者の症候にかなった最適の薬剤,剤形と適切な用法・用量が決定され,これに基づき調剤されること,ついで患者に薬剤についての説明が十分理解され,正確に使用された後,その効果や副作用が評価され,処方にフィードバックされるという一連のサイクルの実現」であると定義されています[1].

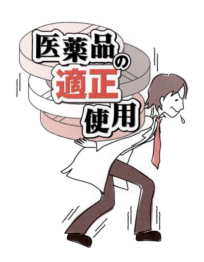

適正使用の具体例

処方内容をチェックする

処方内容をまず確認し，該当疾患に適応があるかどうか，用法・用量が適切か（年齢，腎機能を確認），他の薬剤との相互作用などを確認しましょう．注射剤であれば，投与経路・投与速度や配合変化なども考慮しましょう．そして，疑義がある場合は，処方医に問い合わせましょう．このとき，必要に応じて適切な処方提案ができることも重要です．

患者さんに適切な説明を行う

処方された薬を適切に使用してもらうため，用法・用量，効果，注意すべき副作用などを説明し，患者さんの理解を得ましょう．2014年（平成26年）に薬剤師法が一部改正され，第25条の2は，従来の「情報提供義務」から「情報提供及び指導義務」へと変更になり，調剤した薬剤の適正使用のために，薬剤師が薬学的知見に基づいて必要な指導を行うことが義務化されました[2]．このように，薬物治療における薬剤師の責任が大きくなっています．

効果や副作用を評価し，フィードバックを行う

患者さんからの聞き取り，検査値，TDMが必要な薬剤では血中濃度の確認により，効果や副作用を評価します．変更が必要と考えられるときは医師に相談し，理由と共に適切な処方提案を行えるようにしましょう．

（中村有理）

● 文 献 ●

1) 21世紀の医薬品のあり方に関する懇談会，1993.
2) 一般社団法人 日本病院薬剤師会：必要な薬学的知見に基づく指導の進め方，2014.

Chapter 2

17 これから求められる薬剤師とは

薬物治療への貢献を目指して

時代に合わせて薬剤師の業務は常に変化しています．以前は正しく薬を調剤し，患者さんに薬効，用法・用量，副作用などを服薬指導することが薬剤師の仕事の中心でした．しかし，薬学部は6年制になり，病態や治療についても理解し，薬物治療に貢献できる臨床薬剤師を育成するカリキュラムに変わってきました．薬剤師法第25条も改正され，従来の「情報提供義務」から「情報提供及び指導義務」へと変更となり，必要な情報を提供するだけでなく，必要な薬学的知見に基づく指導を行うよう明記されています．薬剤管理指導や病棟薬剤業務に診療報酬が認められていることからも，薬剤師の薬物治療への貢献が求められることが分かります．

求められる薬剤師になるために

筆者らの施設では，以下の4つをバランスよく持った臨床薬剤師の育成を目指しています．

● サイエンス

薬剤師としての知識の向上が求められることは言うまでもありません．薬物治療の知識，病態の知識，薬剤師としての専門的な知識の習得が求められます．薬剤師はジェネラリストなので，専門性を持つことも大事ですが，さまざまな分野の知識を習得することが重要です．

● アート

自己研鑽した知識はその時々に応じた情報として多職種に提供していかなければなりません．知識だけでなく経験を生かした薬学的アセスメントが求められます．

● チームワーク

当然のことながら薬物治療に貢献するためには薬剤師だけでなく，他職種との良好なコミュニケーションが求められます．

● **イノベーション**

　規定概念にとらわれない新しいことにチャレンジできる薬剤師が求められると思います．薬剤師として治療に貢献するために処方提案していくことなども新たなチャレンジです．ただし，組織のビジョンに沿わない新たなチャレンジはいけません．

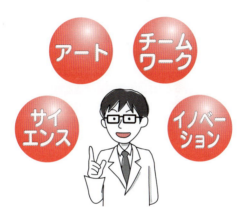

（寺沢匡史）

18 「薬歴は書かなくてもいいよ」と言われたけど…

指導録や薬歴の必要性とは

　説明や指導した内容は，薬歴や指導録に記録しなければその事実がないも同然です．健康被害から患者さんを守るため，副作用などの情報を聴取して薬歴や指導録に記録し，薬学的知見に基づいて服薬指導を行うことは，薬剤師の大きな役割の一つです．また，説明や指導した内容と患者さんの理解度，さらに次回説明時の確認ポイントなどを"見える化"（記録）することで，患者状態の把握がより早く，正確にできるとともに，他の薬剤師や医師・看護師など多くの職種で情報を共有することが可能になります．患者さんに対応しているのは自分一人だけではありません．確かに，薬歴管理指導料を算定しない場合は，法的には必ずしも作成する必要はありませんが，患者さんのメリット・デメリットを考えると書かなくてもいいという選択肢はあり得ません．万が一，「薬歴は書かなくてもいいよ」と言われた場合は，患者さん側の立場ではなく，自分たちの勝手な都合を押し付けられているのです．以前，新聞紙上でも話題になった大手薬局チェーンによる大量の薬剤服用歴の未記載問題は，薬剤師業務そのものを否定する結果になってしまいました．

　薬歴の未記載は薬剤師の資質自体を問う事態に発展しかねない問題であるため，職能が適切に評価されるよう，より一層取り組む必要があります．

書かなくてもいいよと言われたら

　万が一，「薬歴は書かなくてもいいよ」と言われた場合は，先輩や友人，出身大学の先生などに相談しましょう．薬歴を記載せずに薬歴管理指導料を算定するのは違法行為です．「会社に言われたから記載しない」「責任は会社のみにある」などという感覚があるとしたら大きな間違いです．薬歴管理は薬剤師というプロの仕事であると認識しましょう．

（池田義明）

Chapter 2

19 患者さんを選んでいませんか？

医者は患者を選べない

「患者は医者を選べない」と言われることがあります．体調が悪く病院に行き，最初に診察に当たった医者がその後の担当医となる場合が多いからです．医者にとってはどうでしょうか？　初診，再診に限らず，紹介状で紹介された患者さんなどを含め，自分で患者さんを選ぶことはできません．診察を受けに来た患者さんが自分に合わないからといって，診察を拒否することはできません．

これからの薬剤師の姿勢

一方で，薬剤師はどうでしょうか？　これまで薬剤師は，入院中の患者さんへ服薬指導を行ってきましたが，時間がなく，全ての患者さんには服薬指導を行えなかったり，会話が成り立たなかったり，指導内容が理解できなかったりする患者さんは対象から外れることがあったかもしれません．また，場合によっては，難しい患者さんだから，すぐ怒る患者さんだから，全然話を聞いてくれない患者さんだから，などの理由で避けることもあったかもしれません．しかし，2012年の診療報酬改定の際に新設された，病棟薬剤業務実施加算の算定要件では，薬剤師を各病棟に配置し入院中の全患者に関与することが定められました．さらに，2014年には薬剤師法第25条の2が改正され，従来の「情報提供義務」から「情報提供及び指導義務」へと変更されました．これにより，調剤した薬剤について，必要な薬学的知見に基づく指導を患者さんまたは現にその看護に当たっている者に対し行わなければならないと定められました．今は薬剤師も医者と同様患者さんを選ぶことはできません．これはむしろ薬剤師が必要と認められてきたためでしょう．どのような患者さんに対してもきちんと対応できるだけの人間力，対応力，知識を身に付けましょう．さらに今後は，患者さんから選ばれる薬剤師となるため研鑽を積んでいきましょう．

（中村翔吾）

Chapter 2

20 興味のある症例があればアピールしましょう

症例は一期一会

服薬指導を行っていると，がんや糖尿病，慢性閉塞性肺疾患（COPD）など，さまざまな症例の患者さんのもとへ指導に行くこととなりますが，立て続けに同じ疾患の患者さんに指導に行くこともあれば，興味のある症例にまったく出会えない場合もあります．そのため，興味がある症例に出会うことがあれば，その症例に興味があることをしっかりアピールしましょう．そうすることにより，指導薬剤師もその症例について詳しく教えてくれるでしょう．

どんどんアピール！

例えば糖尿病患者さんの場合，学生さんや新人薬剤師がアピールをしなければ，指導薬剤師はその患者さんが使用しているインスリンだけを説明して終わってしまうかもしれません．しかし，アピールをすれば，他のデバイスのインスリンの説明や，どうしてこの患者さんに対してこのインスリンが選択されているのかなど，もっと深い話をしてもらえると思います．

また，興味のある症例に出会えないことを考えて，服薬指導が始まる前からアピールすることも良いと思います．「私はがんについて学びたい‼」ということであれば，早めにそのように指導薬剤師に伝えましょう．そうすれば，優先的にその症例の服薬指導に行けるように出来る限り努力してもらえると思います．「先生たちも忙しそうだし，そんなわがままは言えない」なんて思う方もいるかもしれませんが，そのような学習意欲の高い方であれば，指導薬剤師も必ずその熱意に応えてくれることでしょう．

実習・研修期間は長いようで短いです．尻込みせずに積極的にアピールしましょう．より充実した実習・研修を送れるかどうかは皆さん自身にかかっています．

（佐野元基）

Chapter 2

21 個人情報の不必要な閲覧は厳禁！

個人情報の不正使用とは

芸能人やご近所さんの入院を知って,「どこに住んでいるのだろう」「何の病気だろう」など知りたい欲求に駆り立てられますが,診療録などの個人情報を無断で見てはいけません.電子カルテは,誰がどの端末で,いつ閲覧したかを把握できます.例えば,病院長が入院したことで,病院長の診療録の閲覧数が異常に多くなることがありますが,こうしたことが個人情報の不正使用や漏えいにつながりかねません.

個人情報を守るには

医療において患者さんの秘密を守ることは,「ヒポクラテスの誓い」でも謳われており,古くから医療倫理の一つとして尊重されてきました.一方,医療は,自身のみではなく,他の医療者の経験や技術を集積し,共有することによって解決策を模索する科学でもあるため,医療の向上には個人情報の共有は必要不可欠です.近年の技術の進歩とともに,情報の共有化が急速に進む中,氏名・生年月日・住所などの個人情報の不正使用や漏えいなどが大きな社会問題となり,2005年4月に個人情報保護法が全面施行されました.この法律は,個人情報の有効利用と十分な保護をバランスよく保つためのもので,病院においてもこれまで以上に厳格化されました.薬剤師は,個人のプライバシーと最も深く関わる業種の一つでもあり,以前から守秘義務の遵守が刑法第134条に明記されています.ヒトには,他者認知欲求,つまり他人を知りたい欲求があるといわれます.ヒトは,他人の性格,恋愛関係,交友関係,秘密,プライベート,仕事,経済力などを知りたくなる動物なのです.しかし,医療人であることをまずは認識すべきです.知る必要のない個人情報は,知らぬが一番です.

(池田義明)

Chapter 3

「調剤業務」
これだけは押さえよう!

Chapter 3

1 処方箋の見方

処方箋のチェックポイント

　　保険薬局で院外処方箋を受け付ける際は，患者氏名，生年月日，交付年月日，医療機関の所在地，名称，保険医氏名の記名押印または署名，被保険者番号・記号など健康保険などを使用する際の記入事項，処方内容などの記入漏れがないかを確認しましょう[1]．後発医薬品への変更不可の保険医署名欄にも署名または記名・押印があるかを確認しておきましょう．さらに，処方箋が使用期限内であるかも確認しましょう．処方箋の有効期限は，特に記載のある場合を除き「交付日を含めて4日以内」です．連休明けは使用期限が切れた処方箋を持ってくる患者さんが目立ちます．また，筆者の施設において，院外処方箋の記入漏れに関する疑義照会で頻度が多いのは，保険医氏名欄の「押印漏れ」です．処方箋には医師の「記名＋押印」または「署名」が必要です．このとき「署名」の場合は姓と名の両方が手書きされていないといけませんので注意しましょう．

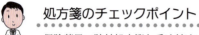患者背景を推測していますか？

　　処方内容を理解して調剤を行うためには，処方箋から患者さんの病態や処方意図を推測できることが望ましいです．処方箋には，上記のチェックポイントに加え，患者さんの性別，年齢，診療科，薬剤名，用法・用量，処方日数が記載されていますが，それらを推測する上で特に重要なものとして，診療科，薬剤の用法・用量が挙げられます．

　例えば，アスピリンで考えてみると，循環器内科や脳血管神経内科から低用量で処方されている場合は，心筋梗塞や脳梗塞の再発予防に対して，小児科から処方されている場合は，川崎病における抗血栓療法に対して処方されていることが推測できます．また，アスピリンが高用量で処方されている場合は，解熱鎮痛目的であることが推測できます．

病院であれば，カルテを見て処方意図を確認できますが，保険薬局ではそれが難しくなります．日頃から薬物療法の知識をつけるなど，勉強と訓練が必要です．

● **処方箋情報から薬剤投与量を考慮しよう**

腎排泄型の薬物では，腎機能に応じた用量調節が必要になりますが，処方箋には腎機能に関連する検査値が書かれていないことも多く，投与量のチェックが難しいかもしれません．しかし，処方箋の記載事項から，高齢者かどうか，腎疾患の薬を飲んでいるかどうかについては確認ができるため，これらの患者さんでは薬剤投与量の減量が推奨されます．また，患者さんが小児の場合は，年齢や体重に応じた用量計算や，小児に使用できる薬剤かどうかの確認が必要になります．

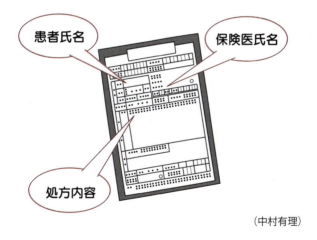

（中村有理）

● **文　献** ●

1）日本薬剤師会 編：第十三改訂 調剤指針，pp143-144，薬事日報社，2011.

Chapter 3

2 面倒な手順も全て意味があります

手順を守ろう

さまざまな業務に慣れてくると「この手順って本当にいるのかな，面倒だな」と思うことがあるかもしれません．しかし，それを勝手に変えたり手順を省いたりしてはいけません．

さまざまな手順

全ての施設に共通するものではないかもしれませんが，以下に筆者の施設での例を挙げます（表 3-1）．

表 3-1 各業務手順とその理由

調 剤
錠剤はばらばらにせずに一つにまとめて調剤を行う
これは監査をしやすくするため，患者さんが薬をなくさないようにするためです．
漢方薬などあらかじめ分包された薬剤を 1 回に複数飲む場合は，その旨を記載したラベルを添付する
以前内服間違いをした患者さんがいたためこのようなルールが作成されました．
注射箋に記載された薬品で 1 以外の個数が記載されている場合，その数字を囲む．加えて，薬剤科ではなく病棟で混合する薬剤は下線を引く
病棟への注意喚起，また，薬剤部内での監査と混合時の注意喚起のためです．

服薬指導
服薬指導などの際に患者さんの名前を確認する場合，必ず患者さん自身にフルネームで名乗ってもらう
こちらから確認を行ってしまうと患者確認が正確に行えない可能性があり，またフルネームで名乗ってもらわないと，患者間違いを引き起こす可能性があるためです．
サプリメント内服の有無を確認する
サプリメントの中には，内服薬に影響を与えるものや，術前であるのに出血リスクを高める成分を含んだものがあるためです．

表3-1に示したように，一見，必要性が分かりにくい手順もありますが，全て患者さん，スタッフ双方のリスクを軽減するために行っています．つまり，この手順を忘れてしまうとリスクが急激に上がってしまうということです．必ず指示された手順で業務を行うようにしてください．また，施設で面倒な手順に出会ったら，どうしてこんな手順で行っているのかということも考えてみてください．業務への深い理解につながるでしょう．

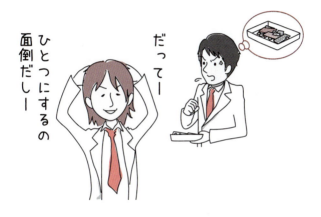

（佐野元基）

Chapter 3

3 自分がその薬をもらったときにどう思うかを考えて調剤しよう

調剤時に気を付けたいこと

調剤をするときには，何に気を付けますか？ 薬を間違えないようにすること，相互作用の問題がないか確認すること，用量は大丈夫か確認することなど，数え始めたらたくさんありますね．正確な調剤や薬学的観点からの処方監査は，薬学部実習生，薬剤師全員に共通する薬剤師として「当たり前」の業務です．では，その他にどんな点に注意して調剤をすればよいか考えてみましょう．

実例で考えてみよう

PTPシートで調剤する薬が，1回1カプセル1日3回毎食後14日分で処方されました．薬の棚を見ると，10カプセルのPTPシートが2つ，その他に1カプセル，2カプセル，3カプセルの端数がたくさん残っており，全部集めれば42カプセルあります．新しい箱は，できるだけ古いものがなくなってから開封するように先輩薬剤師から言われています．あなたなら，図3-1のA，Bのど

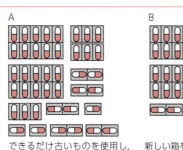

A
できるだけ古いものを使用し，ユニパックと輪ゴムでまとめて薬袋に入れる．

B
新しい箱を開封し，できるだけ10カプセルのPTPシートを使用し，ゴムでまとめて薬袋に入れる．

図3-1 同じ薬での比較

ちらの方法で調剤しますか？

　調剤の方法は各施設でルールが決まっていますが，基本的に古い在庫から使用することが基本であることは間違いありません．しかし，Aで調剤された薬を受け取った患者さんはどう思うでしょうか？「バラバラの薬ばかり…．他の人の残りかな？」と不愉快に思うかもしれません．

　例えば，通常1箱10個入りで売っているお菓子があるとしましょう．このお菓子が，何らかの理由で中身だけが袋に詰められて同じ値段で売っていたら，あなたなら買いたいと思いますか？　今回のケースも同じことです．施設内の調剤ルールを守る必要はありますが，あくまでも薬を受け取る患者さんに配慮した上でのルールであることを考えて調剤しましょう．

　また，一包化された薬を薬袋に入れる際にはきれいに折りたたんで入れる，漢方薬などの分包薬はきれいに揃えてまとめる，軟膏を詰めるときはきれいに入れるなど，薬を受け取る患者さんの立場に立った調剤を心がけましょう．

〈坂野昌志〉

Chapter 3

4 調剤は数を数えるだけの業務ではありません

やってはいけない悪い例

新人薬剤師のAさんは,病院で毎日調剤係として仕事をしています.てんてこ舞いの忙しさで調剤業務をしているときに,病棟の看護師さんから一本の電話がありました.

看 護 師「今,○○(患者)さんの緊急の処方が出ました.すぐに使いたいので病棟に上げてください!」

薬剤師A「分かりました」(こっちだって忙しいのに…でも急いで送らないと!!)

すぐにAさんは該当の処方箋を探し,書いてある薬剤を必要な数だけ集め,薬剤鑑査をしてもらうために先輩薬剤師Bのもとへ向かいました.

薬剤師A「急ぎで送らないといけないので,鑑査をお願いします!」
薬剤師B「了解…. ん?? この処方おかしくない!?」

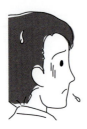

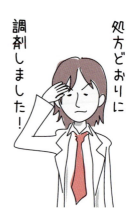

処方どおりに調剤しました!

まず初めに処方内容の監査を！

　Aさんは急いで仕事を片付けようとするあまり，調剤をする上で必要な処方内容の監査ができていませんでした．調剤業務は，処方箋受付，処方内容の監査，薬袋（ラベル）の作成，計数・計量調剤，調剤薬鑑査など多くの工程が含まれる複雑なもので，薬の数を数えて渡すだけの業務ではないのです．言われるがままに調剤をするのではなく，用法・用量，相互作用，注射剤であれば，投与経路・投与速度・調製濃度・配合可否など，薬学的観点から処方内容を確認しましょう．薬剤師には処方箋中の疑義を確認する義務があります（薬剤師法第24条）．

　次のような事例があります．2005年10月，「肺炎治療薬のベナンバックス®注を通常投与量の5倍量を投与」し，患者が死亡した事例で，処方医が誤って5倍量を処方した注射箋について，薬剤師が内容を確認せず，疑義を行っていないことで，薬剤師も賠償責任を負うことになりました[1]．

　「医師の処方どおりに調剤した」では済まされないのです．

（中村有理）

● 文 献 ●

1) 日本薬剤師会：第十三改訂 調剤指針, p114, 薬事日報社, 2011.

5 調剤ミスをしたときは

ミスは誰でも起こし得る

新人のころは、調剤業務の不慣れや注意不足・知識不足などのために、先輩薬剤師と比べて調剤ミスが多くなりがちです。調剤ミスをしたときは、素直にその内容を受け止め、自分の行動や思考を思い起こし、同じ間違いを繰り返さないよう再発防止に努めましょう。調剤ミスをした薬剤が看護師や患者さんの元に届いてしまった場合は、服用（投与）がされたかどうかすぐに確認するとともに、速やかに処方医に連絡し、指示を仰ぎましょう。

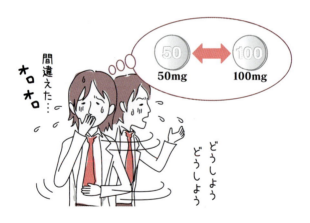

ミスを防ぐために

● インシデントレポートを作成し，再発防止に努める

　筆者らの施設では，インシデントが起きたときには，電子カルテ上でインシデントレポートを作成し，各部署の責任者に報告しています．レポートには，患者情報，事例の内容（発生時の状況・原因，発見までの経緯），改善策などを記載します．自分が起こしたインシデントの報告書を書くのは，精神的にも辛い作業で気が進まないものですが，実際に報告書を書いてみると，インシデントの原因やそのときの自分の行動・思考を冷静に振り返ることができます．また，責任者の薬剤師にもインシデントの報告をすることで，薬剤師としての客観的な視点からミスを防ぐためのアドバイスがもらえます．インシデントレポートは反省文ではなく，同じ間違いを繰り返さないためにその内容を分析する重要なものなのです．

● 危険予知訓練を行い，リスク感性を磨く！

　新人薬剤師のミスは特に規格間違いが目立ちますが，例えば，下剤（酸化マグネシウム）の規格間違いと糖尿病薬（グリメピリドなど）の規格間違いでは，どちらが重大な事故につながるでしょうか．重大な事故を回避するために，日頃から調剤時にはどのようなミスの可能性があるか，絶対に間違えてはいけないものはどれかを考えながら調剤を行ってみましょう．

（中村有理）

Chapter 3

6 調剤業務（調剤室）での注意事項

調剤業務を行うにあたって

● **調剤室のルールを守る**

調剤業務の中の各作業については，施設ごとにルールが決められています（調剤内規）．調剤室では，その施設の調剤内規に従いましょう．調剤業務は個人プレーではありません．複数の薬剤師が交代で業務を行う調剤室では，その一人ひとりが調剤室のルールを守り，協調性を持って作業をすることが大切です．

● **業務の優先順位を考える**

効率よく業務を進めるために，常に業務の優先順位を考えましょう．病院での調剤業務では，当日の朝開始の処方，当日の就寝前開始の処方，翌日開始の処方など，各処方で服用開始日（時間）が異なります．急ぐものから順に調剤をしましょう．

● **薬剤や機器は丁寧に扱う**

調剤室に置いてある薬剤や機器は，全て病院（薬局）の資産です．薬剤の中には，1錠1万円以上する高価なものもあります．調剤時は，破損しないよう丁寧に扱いましょう．また，天秤，自動分包機，注射薬自動払出装置，パソコン，プリンターなどの機器も調剤を支える大切なものです．トラブルが起きたときは放置せず，すぐに対応しましょう．自分で対処できないときは責任者に報告をしましょう．

● **整理整頓をし，清潔を保つ**

薬剤や処方箋が散らばっている状態では，円滑で安全な調剤はできません．処方箋は急ぐものから順に並べる，薬剤はきちんと指定場所に置く，注射アンプルは割れないように配慮するなど，調剤スペースは常に整理整頓を心がけましょう．また，散剤や水剤の調製や軟膏の充填をする場所は特に汚れやすいため，器具や作業スペースは適宜清掃し，清潔を保ちましょう．

Chapter 3

● 私語を控える

　調剤は処方監査をしたり，患者名や薬剤の名前・規格・数量をチェックしたりと，間違えてはいけない作業がたくさんあります．調剤に集中できるよう，会話は業務上必要な内容にとどめ，業務と関係のない私語はできるだけ控えましょう．雑念が多いとミスも起こりやすいものです．

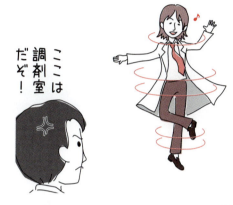

（中村有理）

Chapter 3

7 情報の探し方と使い方

確認する習慣をつけよう

2014年（平成26年）3月31日現在，医療機関などで保険診療に用いられる医療用医薬品として，薬価基準に収載されている品目は約18,000程度あります[1]．筆者らの施設で採用している医薬品だけでも，1,400品目余りあります．それらの医薬品の効果，用法・用量，使用上の注意などを全て覚えるのは，まず不可能でしょう．そこで，よく理解していない薬剤を調剤するときには，効果や用法・用量，注射剤であれば，投与経路・速度や調製法などの確認が必要です．

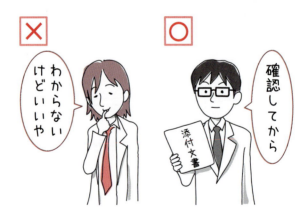

添付文書を見よう

　医薬品の製造販売業者が提供する医薬品情報の中で，最も基本的なものが医薬品の添付文書です．添付文書には「警告」「禁忌」「効能又は効果」「用法及び用量」「使用上の注意」や，体重や腎機能に応じた用量調節など，調剤時に必要な情報が記載されています．添付文書は薬の個々の包装に1枚添付されていて，調剤時に容易に見ることができ，利用しやすいです．添付文書に記載された内容を遵守せずに不適切な使用をした場合に起こった有害反応については，医療従事者の責任が問われることになりますので，注意が必要です．

● 配合変化の調べ方

　注射処方のチェックポイントの一つに，配合変化（溶解液・希釈液の適否や薬剤の安定性を含む）があります．配合変化や薬剤の安定性に関する質問は，看護師からの問い合わせの中でも比較的多いものです．これらを調べるときは，各薬剤のインタビューフォームを見るのも手段の一つですが，「注射剤調製監査マニュアル」[2]などの書籍では，主要薬剤の配合変化例・調製時の注意・pH変動スケールなどが一冊にまとめられていて便利です．筆者らの施設でも注射調剤時に活用しています．

（中村有理）

● 文　献 ●

1) 厚生労働省：使用薬剤の薬価（薬価基準）に収載されている医薬品について（平成26年3月31日まで）．Available at：<http://www.mhlw.go.jp/topics/2012/03/tp120305-01.html>
2) 山口県病院薬剤師会 注射調剤特別委員会 編，石本敬三 監：注射剤調製監査マニュアル 第4版，エルゼビア・ジャパン，2012.

8 調剤内規って何でしょう

調剤内規がなければ

調剤は，薬剤師法において「薬剤師は，医師，歯科医師又は獣医師の処方せんによらなければ，販売又は授与の目的で調剤してはならない」とされ，疑義や保管，指導についても定められています．しかし，調剤業務についての細かい決まりは定められていません．そのため，同じ処方内容でも，薬剤師によって調剤された薬剤の状態が異なる可能性が出てきます．患者さんにとっては，同じ施設から毎回違う状態で薬を渡されることになるため，不安になったり，飲み間違えたりすることにつながります．

調剤内規とは

個々の薬剤師の裁量によるところを，施設ごとにルールを設け，誰が調剤しても同じ状態になるよう明文化したものが調剤内規です．例えば，水剤においては，加水方法や1回分の目盛りの取り方，水剤を混合するのかしないのか，などがあります．散剤においては，賦形剤の量や，錠剤の粉砕方法などがあります．新人薬剤師にとって，調剤内規は最初に覚えなければならないものです．

調剤内規は，一度決まれば変更できないというものではありません．部内の話し合いなどにより，項目の追加，変更，削除が定められます．調剤内規の項目の中には「これは行わなければいけないの？」「こうしたらもっと効率がいいんじゃないか？」と思うものも出てくると思います．しかし，内規の項目というのは，その施設の長年の経験やリスクマネジメントの観点などから作られていることもあるので，自分の判断で勝手にその手順を省略することはやめましょう．中には，昔からやっているからという理由でただ漫然と行っている場合や，現状に適さない場合もあるので，そのときは内規の変更を提案してみてもいいでしょう．

（中村翔吾）

Chapter 3

9 疑義照会と処方提案

薬剤師にとって重要な業務です

● 疑義照会とは

疑義照会とは，医師の処方箋に疑問や不明点がある場合，薬剤師が処方医に問い合わせて確認することです．薬剤師法第24条に「薬剤師は，処方せん中に疑わしい点があるときは，その処方せんを交付した医師，歯科医師又は獣医師に問い合わせて，その疑わしい点を確かめた後でなければ，これによって調剤してはならない」と規定されています．疑義照会は，主に処方箋に基づく調剤を行うときに実施します．処方箋自体や処方内容の不備を指摘するため，どちらかといえばネガティブなイメージがあります．処方内容の変更の提案といっても，添付文書の用量・用法から逸脱している場合の指摘が中心となるのではないでしょうか．薬物治療への貢献を目的とした処方提案からは少し遠いかもしれませんが，薬剤師業務の基本として疑義照会は重要です．

● 処方提案とは

明確な定義づけはありませんが，薬物治療に貢献するために患者さんにとって最適な処方を提案することが処方提案です．処方内容に間違い（添付文書からの逸脱）がなければよいというのではなく，まずはその処方内容が本当にその患者さんに適切な薬物治療かという問題意識を持って確認することが重要です．処方提案は患者さんの病態や状態をしっかりと把握した上で行うものであり，調剤時に行うことは難しいかもしれません．そのため，処方提案を行うのは，患者さんの状態を把握している病棟薬剤師が中心となるでしょう．

これからの薬剤師に求められるのは薬物治療への貢献です．患者さんのことを知り，研鑽した知識を生かして最適な処方提案ができる薬剤師を目指しましょう．

（寺沢匡史）

Chapter 3

10 監査は最後の砦，監査時の注意点

人は誰でも間違いを起こす

監査を行う上で，誰でも間違いを起こすことは肝に銘じておくべきでしょう．誰が調剤したものであっても，誰が処方したものであっても，必ず間違いが潜んでいるという心構えで監査に臨む姿勢が必要です．

「だろう監査」ではなく，「かもしれない監査」をしよう

監査時に確認する項目は，薬品名，規格，用法・用量や薬物相互作用の問題などを含めた処方内容の再確認，薬袋の記載に不備はないか，調剤された薬剤の種類や数量は正しいか，添付することを定めている患者用説明書は添付しているか，などが挙げられます．監査をしていると，調剤者の薬品間違いや数量間違いなどは必ず経験すると思います．間違いを犯したものを責めるのではなく，なぜそのような間違いが起こったのか，その原因を考え，根本から改善していくことが重要です．また，医師の処方間違いも起こり得ます．過去には，手書き処方箋の場合，手書きの文字が読めず，間違って解読したため誤った薬剤を調剤するという事故が起きました．しかし，今はオーダリングシステムを導入している施設が増えており，手書き処方箋は少なくなってきています．オーダリングシステムでは，3文字検索で薬剤を検索できるよう設定していることが多くあります．そのために起きた処方間違いとして，マイスリー®のところをマイスタン®，セロクラール®のところをセロクエル®，エクサシン®のところをエクザール®となっていることなどを筆者は監査時に発見し，事故を防いだ経験があります．これらの事例から，監査とは決して処方箋に記載された薬剤を，記載された用法・用量どおり調剤されていることを確認し，間違えずに薬袋に入れるという工程ではないということが分かると思います．

監査は非常に責任重大ですが，知識・経験豊富なベテラン薬剤師のみが行う業務ではありません．1年目からでも監査を行うことは十分にあり得ます．知識が不足しているのは仕方がないので，「あっているだろう」ではなく，「間違いがあるかもしれない」という心構えで分からないことはしっかりと調べ，分からないまま監査を通すということはやめましょう．私語を慎み，他のことを考えず監査に集中する必要があるのは言うまでもありません．

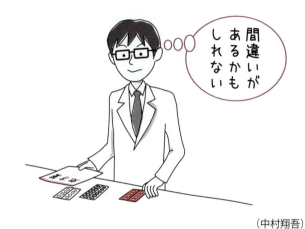

(中村翔吾)

Chapter 3

11 無菌操作の意味を考えましょう

無菌操作の手技

　病院,保険薬局で働く薬剤師の業務には,無菌操作が必要なものがあります.代表的なのが,中心静脈栄養輸液の調製です.中心静脈栄養輸液は文字どおり栄養満点の輸液ですので,細菌が混入してしまったら,細菌にとって爆発的に増殖するために最適な環境です.そのため,薬剤師は確実に無菌操作の意義および手技を身に付ける必要があります.

　無菌操作の手技については,臨床で働く薬剤師なら習得していて当然ですし,薬学実習生でも薬学共用試験の中の客観的臨床能力試験 OSCE (Objective Structured Clinical Examination) の項目にあるため,習得していると思われます.しかし,現場で学生指導をしていると,本当に意味を理解しているのか疑問に思う場面が多々あります.

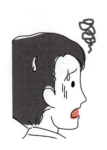
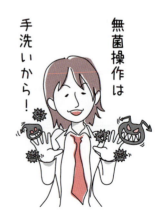

Chapter 3

 無菌操作の手順

● 手洗い

無菌操作は手洗いから始まります．手洗いをするときには，石鹸と流水で汚れをしっかり落とし，ペーパータオルで十分に水分を拭き取った後，必ずアルコール手指消毒薬を使用します．ここで注意！ 手洗い前にマスクや帽子などを着用していますか？ 手洗い前でなければならない理由は，考えれば分かりますね．

● 調製環境の整備

クリーンベンチ内は，消毒用エタノールで清拭した後に，エタノールで消毒したシリンジ，注射針などを入れます．一人分ずつ薬品を入れて調製を行いますが，薬品を入れるたびにきちんと手袋を消毒していますか？ 作業効率を優先しておろそかになってしまうことの多い手順ですが，クリーンベンチの中で汚染源になるのは，調製者の手であるという意識を持ちましょう．

● 調製手順

調製手順は基本手順を遵守することが大切で，①注射針・針とシリンジの結合部分には触れない，触れた場合はシリンジ・注射針を共に交換する，②注射薬栓穿刺部には触れない，触れた場合はエタノール綿で消毒する，③アンプルカットした後，アンプルの上に手や物を通さない，④手袋が破損した場合や薬液などで汚れた場合には取り替える，といった基本手順を必ず守りましょう．

これらの手順は無菌操作を行う上で必須事項であり，時間短縮や作業効率の観点で省略できるものではありません．自分が混注を行った注射が細菌汚染されていたら…と考えると，とても恐ろしいですね．

（坂野昌志）

● 参考文献 ●

1) 鍋島俊隆ほか：平成15年度学術委員会 学術第5小委員会報告 高カロリー輸液の調製に関するガイドラインの策定，日病薬誌，40：1029-1037，2004．

Chapter 3

12 抗がん剤の調製をするときは

抗がん剤調製の基本

　以前は，ナースステーションの片隅で，看護師が抗がん剤を調製している姿を見かけることがありましたが，最近では多くの病院で抗がん剤の調製は薬剤師の業務になっています．抗がん剤の曝露を防ぐためには安全キャビネット内での調製が原則ですし，投与量の監査を行う必要性からも薬剤師が行うべき業務であることは言うまでもありません．抗がん剤を調製する際の安全キャビネット内の準備や保護具の着用などは，各施設のマニュアルなどを確認し遵守してもらいたいと思いますが，薬学生や新人薬剤師が，抗がん剤の調製に携わる際に注意しておきたい点があります．

ここに注意！

● バイアルの取り扱い

　抗がん剤は液体の製品，固形の製品があり，多くはバイアルに充填されています．バイアルの調製は必ず内部が等圧，もしくは，やや陰圧になるようにしなければいけないので，慣れていないと，とても難しい操作に感じます．まったく経験がない状態で，いきなり抗がん剤の調製を行うことは危険ですが，曝露の危険がない抗がん剤以外の薬剤で練習をしようと考えても，中心静脈栄養輸液の調製時に使用する薬剤などの「抗がん剤以外の薬剤」には，意外にバイアル製剤が少ないのです．バイアル内を陰圧にする操作を練習する機会は多くないので，「抗がん剤以外のバイアル製品を調製する場合はやらせてください！」と先輩薬剤師や指導薬剤師に積極的に声をかけ，しっかり練習をしましょう．

● 針の刺し方・刺す場所

　抗がん剤を輸液バッグに入れる際には，「IN」や「○」などの決められた場所に針を刺すこと，複数回に針を刺す場合は同じ場所に何

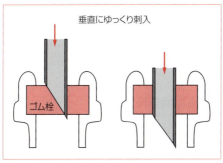

図 3-2　針の刺し方

度も刺さないことや，針の向きを考えることが，液漏れを防ぐ上で非常に重要です．また，コアリングのリスクを抑えるための針の刺し方（図 3-2）なども重要です．

　抗がん剤の調製は，経験を積めば，ある程度は上達します．しかし，大切なのは最初から失敗しないようにするための努力です．自分で練習できる部分は事前に練習を行い，学習によってカバーできることはしっかりと知識を身に付けてから，抗がん剤の調製に臨むようにしましょう．

（坂野昌志）

Chapter 3

13 問い合わせへの対応

医薬品情報業務とは？

医薬品情報（Drug Information；DI）係は，医薬品の適正使用のために，医薬品の情報を収集（加工・評価）し，患者さんや医療スタッフへ情報提供することを主な業務としています．取り扱う情報は，新薬を含む医薬品の情報，安全性に関する情報，添付文書の改訂や製造の中止など，多岐にわたります．また，医師や看護師からの問い合わせの対応も行っています．情報提供という面で，病棟薬剤師の業務のサポートを行うこともあります．

新人薬剤師にとって，最初は業務を担当することが少ない係であると思いますが，DI室には，医薬品に関する最新の興味深い情報や，学術雑誌・図書もあります．宝探しの気持ちで足を運んでみるのもよいでしょう．

医師，看護師からの問い合わせの対応

一般的に，医師や看護師からの問い合わせを受けたときは，まず質問の内容を理解し，質問者が何を知りたいのか把握しましょう．基本的に，問い合わせにはすぐに対応します．即答できない場合は，「すぐに調べますので，折り返しお電話します」と答え，一旦電話を切りましょう（質問者の部署や名前，連絡先は必ずメモしましょう!!）．調べるときは，問い合わせの内容にもよりますが，信頼性の高い三次資料（添付文書，インタビューフォーム，医薬品集，専門書など）や，薬剤部内でまとめた資料を用いることが多いです．それでも答えが見つからない場合は，製薬会社の製品情報問い合わせ窓口や，病院担当のMRに問い合わせをしています．回答するときは，情報源や理由と共に回答できるようにしましょう．新人であっても，薬剤部の代表として答えていることを念頭に置き，無責任な回答をしないようにしましょう．

（中村有理）

Chapter 3

14 外来窓口で気を付けること

窓口業務の注意点

　院内処方なのか，院外処方なのかで外来窓口業務というのは大きく異なります．院外処方の場合は，外来窓口で外来患者さんの対応をするのは，特定の薬剤が処方されている患者さんや救急外来の患者さんなど限られた方だけであり，比較的時間をかけ個々に対応することが可能です．一方，院内処方の場合は，薬が処方された患者さん全員が院内の薬局の窓口で薬を受け取ることになります．病院の規模により1日の処方箋枚数は異なりますが，どこも外来窓口の前は患者さんで混み合っているでしょう．そのため，周りに他の患者さんがいる状況で薬の説明をすることもあり，プライバシーへの配慮は十分に考えないといけません．周りを気にしない患者さんもいれば，周りに話を聞かれたくない患者さんもいるため，別の場所で説明するなど状況に応じた対応が必要です．また，1日に何十人，何百人と薬を渡すこともあるため，渡し間違いや渡し漏れに注意しなければいけません．どれだけ慎重に監査を行い，正しく調剤された薬でも，渡し間違いが起こっては元も子もありません．

● 態度にも気を付けましょう

　外来に来ている患者さんは受付で待ち，診察を待ち，会計で待ち，最後に薬を受け取るのに待ちます．これだけ待たされると，ちょっとしたことでも気になりイラッとなってしまうかもしれません．そんな状況で病院の最後に，無愛想で言葉遣いもなっていない薬剤師に薬を渡されて帰るとなると，その薬剤師の印象が悪くなるだけでなく，病院自体の印象も悪くなります．しかし，最後に薬剤師が笑顔で抜群の対応をすれば，これまでの気持ちも晴れ，病院の印象も良くなると思います．外来窓口はただ薬を渡すための場所ではなく，病院の顔ともいえる重要な場所です．どんなときでも態度，言葉遣いは大切ですが，外来窓口では特に気を付けましょう．

（中村翔吾）

Chapter 4

「病棟業務」
これだけは押さえよう!

Chapter 4

1 病棟での態度は信頼につながります

病棟では薬剤部の代表です

薬剤部内の業務を経験したら、いよいよ病棟での業務になります。病棟では、患者さん、医師、看護師のほか、事務、技師、清掃スタッフなど薬剤師以外の視線を受けながらの業務になります。

当たり前のことですが、信用を得られないような態度を取ってしまえば、その後の業務に支障を来すことは容易に想像できます。それどころか、一人の問題が、薬剤部全体の信用に関わることもあります。

実例としては、毎年続いていた薬学実習生の他部署見学が、一人の学生の態度が問題になったため、次の実習生からは受け入れてもらえなくなったという報告があります。

病棟での「あるべき姿」

では、どのような態度を取るべきでしょうか？ 表 4-1 に病棟内で取るべき姿を挙げます。

表 4-1　病棟での基本姿勢

- すれ違う患者さんには「こんにちは」．
- すれ違うスタッフには「お疲れ様です」．
- ダラダラと歩かない．
- 壁や机などにもたれない．
- イラッとしても顔に出さない．
- 業務をしないときには椅子に座らない．
- 不必要に電子カルテ端末を占拠しない．
- 他職種・患者さんからの質問にはハキハキと答える．
- 分からない質問をされた場合は速やかに調べて答える．
- 患者さんと話していて他職種と情報共有しないといけない事例があれば、速やかに報告する．
- 他職種とコミュニケーションを図るための私語はある程度は問題ないが、薬剤師、実習生間の私語は慎む．
- 患者さんの個人情報を不必要に話さない．

● イラッとすることを言われたら？

ダラダラした態度はもってのほかですが，注意したいことは，患者さんや他職種からイラッとすることを言われたときの態度です．「そんなこと，私に言われても…」ということはよくありますが，態度に表してはいけません．グッと堪えてソフトな対応をすることが大切です．売り言葉に買い言葉なんてことにはならないようにしましょう．

● 挨拶をきちんとしよう

挨拶が基本なのは皆さん分かっていると思います．しかし，いざ病棟に行くと忙しそうなスタッフ，不機嫌そうな患者さんには挨拶しづらいし，すれ違う人がたくさんいるので，"いちいち挨拶なんてしていられるか！"と思う場面もあるでしょう．それでも，必ず誰にでも挨拶する習慣を身に付けておきましょう．挨拶されたことは気に留めなくても，挨拶されなかったことはいつまでも覚えているものです．「あの薬剤師(実習生)，挨拶もせず無視して通り過ぎた」と言われないように気を付けましょう．

● 周囲に配慮しよう

スタッフステーションで業務をする場合も多々あります．そんなとき無駄に椅子に座ったり，後でよい業務を電子カルテ端末を使って長々と行ったりするようなことは避けましょう．多くの病院では，スタッフステーションに十分な数の椅子や端末は設置されていませんので，「あの人，邪魔だよね…」と思われてしまいます．

● コミュニケーションをとろう

聞かれたことに適切に答えることはどんな仕事でも基本ですが，医療従事者の場合，不安を抱えた患者さんが相手ですから，患者さんからの質問には可能な限り迅速に対応をしましょう．また，他職種からの質問にもすぐに答えることが大切です．もちろん，その場ですぐに答えることができないこともあると思いますが，その場合には，1秒でも早く返答をするという姿勢を身に付けましょう．聞かれたことにはハキハキと適切に答えることが信頼を得るための第一歩です．

また，基本的には私語は厳禁ですが，他職種とコミュニケーションを取るための軽い私語は禁止ではありません．簡単な会話が業務を円滑に回すための潤滑油になりますので，積極的にコミュニケー

ションを取るようにしましょう．ただし，薬剤師間や薬剤師と実習生といった場合の私語は慎みましょう．

● **報告をしよう**

患者さんは他職種には話さずに，薬剤師だけに話をしてくれる場合もあります．患者さんから「先生や看護師さんには言わないでね」と言われることもあります．内容が趣味の話や嗜好に関するものなど，治療上，影響のないことであれば問題ないのですが，治療に影響するような内容であれば，必ず報告して他職種と情報を共有するようにしましょう．ただし，必要のない個人情報まで話すことは好ましいことではありません．

病棟には薬剤部の代表として行っているということを認識し，それに相応しい態度を心がけましょう．信頼を失うと取り戻すのはとても大変です！

（坂野昌志）

2 病棟スタッフの一員として

薬剤師は病棟の「お客さん」ではなく病棟スタッフです

病棟業務実施加算がなかった頃は，1日のうち，薬剤師が病棟に行くのは薬剤管理指導を行う数時間のみでした．そのため，薬剤師は「お客さん」として扱われ，薬剤師自身も「お客さん」の気持ちで病棟にいたような気がします．しかし，現在は病棟常駐の時代です．病棟薬剤業務を算定している病院であれば，担当薬剤師の名前が掲示されています．1日の大半を病棟で過ごすので，「お客さん」から「病棟スタッフ」にならないといけません．

顔が見える薬剤師になろう

病棟は患者情報の宝庫です．薬剤部内で電子カルテを見たり，指導記録を書いたりしている人もいますが，可能な限り病棟で行いましょう．病棟にいるだけで，医師や看護師の会話から勝手に患者情報が耳に入ってきます．また，電話ではなかなかうまく伝わらないことも，病棟で顔を合わせて話をするとコミュニケーションがうまくいくと思います．電話での疑義照会では無愛想な対応をする医師が，直接話したらすごくフレンドリーなんてこともよく耳にします．また，知識の少ない若い薬剤師が，病棟で医師からいろいろなことを教わることも多いようです．

表面上だけのチーム医療ではなく，同じスタッフだという気持ちで病棟業務を行うだけで，他の病棟スタッフとの距離が近くなると思います．他職種から病棟スタッフと認識されれば，たくさんの情報を得ることができるでしょう．難しく考えず，病棟でできる仕事はできる限り病棟で行い，他職種と過ごす時間を多く持つことが病棟スタッフの一員になる近道です．

昔から顔の見える薬剤師になることが大切と言われています．今は薬剤師の顔が見えて当然の時代ではないでしょうか．

（寺沢匡史）

3 病棟での薬剤師の業務とは

病棟業務≠服薬指導

診療報酬で認められているものとしては,薬剤管理指導業務と病棟薬剤業務があります.日本病院薬剤師会の「病棟業務の進め方」では次のように記載されています.

> 薬剤管理指導業務:主に投薬以後における患者に対する業務
> 病棟薬剤業務:主に投薬前における患者に対する業務
> 医薬品の情報および管理に関する業務
> 医療スタッフとのコミュニケーション

病棟業務のことを「服薬指導」と考えている方もまだまだいるようですが,病棟での薬剤師の業務は多岐にわたります.

● 具体的にはどのような病棟業務を行っているのか

薬剤管理指導業務と病棟薬剤業務は全く違うものですが,実際の病棟業務の中では両業務は区別することが難しいところもあります.病棟業務の内容や取り組みは各施設で違いがあると思います.以下に,筆者らの施設で薬剤師が行っている病棟業務を示します.

①予定入院患者の初回面談
②持参薬の鑑別と管理
③看護師管理患者の内服薬のセッティング
④処方内容,服用状況の確認:全患者について,週に1回以上(薬剤変更時は随時),カルテ確認による検査値などの確認と処方の妥当性の監査,持参薬の残数確認,中止されている薬剤の再開確認を行う
⑤病棟薬剤師によるカンファレンス
⑥注射処方の内容の監査
⑦抗菌薬のTDM解析
⑧処方の削除,中止の処理
⑨回診,病棟カンファレンスへの参加

⑩麻薬,向精神薬の管理
⑪病棟常備薬の管理と供給
⑫医師,看護師への情報提供
⑬退院時指導
⑭臨時,定期薬の配薬,服薬指導

　上記の業務を日勤帯は1病棟に1人の薬剤師を配置して行っています.見て分かるように,「服薬指導」は病棟業務のほんの一部にすぎません.これらの業務を行いながら,医師や看護師と協力し,薬物治療への貢献を目指します.

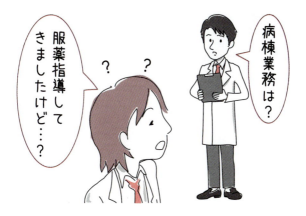

(寺沢匡史)

Chapter 4

4 下調べは大切です

考える努力をしよう

実習生や新人薬剤師は分からないことがいっぱいです．調剤のルール，注射のルール，投薬のルール，病棟でのルールなど，日が浅いうちは知っていることの方が少なくて当たり前です．しかし，「分からないことは何でも聞けばいいや．分からなくても仕方ないでしょ？」という姿勢に問題はないでしょうか？

マニュアルを見よう

2015年7月現在，日本の約3割の病院が，日本医療機能評価機構が行っている病院機能評価の認定を受けています．認定審査のためにはさまざまな項目をクリアしなければならず，その一つとして，業務を行う上で必要な手順をマニュアルとしてまとめることが定められています．

そのため認定施設では，薬剤部で行われる業務一つひとつにマニュアルが存在していることになります（もちろん，認定施設以外でも多くの病院で業務手順は定められています）．マニュアルには，業務を行う上で必要な手順が細かく記されているので，その日に担当する業務が分かっていれば，事前にマニュアルを熟読しておくことで多くの手順は「聞かなくても分かる」はずなのです．

購入した電化製品が最先端すぎて使い方が分からなかったら，取扱説明書を読みますよね？　良識のある人なら，取扱説明書を読みもせずに電機メーカーに「使い方が分からない」と電話しませんよね？　薬剤師の業務も同じです．「できる限り自分で調べ，それでも分からないことがあれば聞く」という姿勢を大切にしましょう．

● 病棟業務での下調べ

人を相手にする業務という点では同じでも，薬剤管理指導業務にファストフード店のようなマニュアル対応を導入することは不可能ということは誰でも分かると思います．つまり，薬剤管理指導を行

うためには，相手の情報を何も持たずに「型通りの指導」を行うということはあり得ないのです．

そのためには，事前に必要な情報をきちんと把握しておく「下調べ」が重要になります．患者背景や治療方針などを十分に調べずに指導に赴くようなことは，経験を積んだ薬剤師なら恐ろしくてできません．

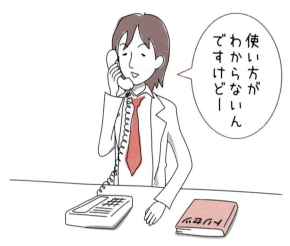

（坂野昌志）

Chapter 4

5 大部屋での会話には気を付けましょう

全てが個人情報です

個人情報保護法が施行されてから，医療機関を取り巻く環境は大きく変わりました．診察室や会計窓口に患者さんを呼ぶときには，氏名ではなく番号札で呼ぶ，病室前に名前を表示しないといった対応などのほか，"少々過剰では？"と思うような対応が見られることもあります．

しかし，「疾患」という極めて重要度の高い個人情報を扱っていることを考えれば，過剰と思えるほどの対応も仕方ない面もあるのです．

個人情報と薬剤師

多くの施設では，薬剤師が閲覧することが可能な個人情報に制限を設けていません．電子カルテを導入している施設では，記載されている内容を全て見ることができますし，場合によっては印刷もできてしまいます．業務上，疾患の重症度や治療の経過を印刷・転記することも珍しくありませんが，これらのカルテ記載事項は極めて慎重な扱いを要する個人情報であることは誰にでも分かるでしょう．

● 書類の重要性

では，薬剤管理指導業務の際に使用する「薬の説明書」はどうでしょうか？　通常，説明書には，患者さんの氏名と薬の名称のほかに用法・用量，効能・効果などが記載されています．これだけの情報量があれば，"どんな疾患にかかっているのか？""重症度はどの程度か？"などを推測することが可能であるため，安易に他人の目に触れないよう注意しなければいけません．紛失など論外です．

● 会話の重要性

個人情報が記載された文書の取り扱いは要注意ですが，会話の内容にも同程度の注意を払わなければいけません．通常，薬剤師が患者さんと話すときには，難しい内容でも分かりやすいように平易な

言葉で説明をします．例えば，大腸がんの手術後の患者さんの場合，「アジュバンド療法」は「癌の手術後に目に見えない小さながん細胞を根絶することを目的にした抗がん剤治療」と説明します．

カーテン1枚で他の患者さんと隔てられた4人部屋に，薬剤管理指導で訪室した場面を想像してください．Aさんに「アジュバンド療法」でオキサリプラチンを使用しうんぬんという話をしても，周囲の方には分からない場合も多いですが，分かりやすく言い直した場合には「あ〜，Aさん，がんの手術した後に抗がん剤を使うんだ．大変だね〜」と極めて重要な個人情報が漏れてしまいます．Aさんが同部屋の人と積極的に交流し，自身の疾患についてお話していれば問題ないかもしれませんが，内緒にしておきたかった場合にはどうでしょうか？「薬剤師が大きな声で話すから周りの人に知られてしまった！」と問題になる場合もあります．世間話程度なら気にしなくても良いかもしれませんが，薬物療法に関する話をするときは細心の注意を払い，場合によっては場所を変えることも考えましょう．何も考えずに大声でベラベラ話すなんてことはやめましょう．

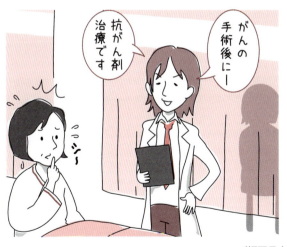

（坂野昌志）

Chapter 4

6 病室にお見舞いの方がいる場合

あなたならどうしますか？

明日から新しく始まる薬が処方されました．そのため，あなたは説明をしに病室を訪問し，声をかけてカーテンを開けました．そうすると，患者さんだけではなくお見舞いの方が来られていました．さて，あなたならどうしますか？
①重要な薬なので，お見舞いの方に構わず薬の説明を始める．
②また後で来ますと声をかけ，その場を立ち去る．

薬剤師も患者さんの背景をしっかり把握しよう

あなたはどちらを選びましたか？ 実際には①，②どちらを選んでも失敗する可能性があります．

①では，患者さんがお見舞いの方へ病名を告げていなかったりして，知られたくなかったのに，薬剤師が説明の中で知らせてしまうという可能性があります．

②を選んだ場合は，キーパーソンへの説明の機会を失う可能性があります．そのお見舞いの方が退院後の薬を管理される方で，そのため用法・用量・副作用などをしっかりと把握してもらわなければならない人物であるという可能性があります．

では，どうすればよいのでしょうか？ 方法の一つとしては，病室に入り患者さん以外にお見舞いの方がいた場合，まずは薬の話をしても良いか患者さんに確認します．そこで了承が得られたら，次にお見舞いの方はどのような関係性の方なのか確認します．同居者であり退院後の薬の管理に関わるような人物であれば，患者さん本人と同様，もしくはそれ以上に説明をする必要があるかもしれません．

もう一つの方法としては，看護師に教えてもらうという方法があります．薬剤師に比べると，やはり看護師は患者さんの家族構成やキーパーソンなどをしっかりと把握しています．親族であっても人

間関係が込み入っている場合もあります．そのようなときも，看護師から情報を得ておくといいでしょう．時には，今は説明に行かない方がいいと教えてくれる場合もあると思います．こちらの都合だけで説明に行くのではなく，最も効果的なタイミングで説明に行きましょう．

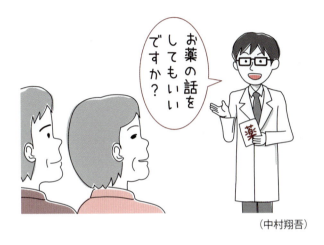

（中村翔吾）

Chapter 4

7 カルテの見方を覚えましょう

カルテ情報が必要な場面

カルテには患者さんに関する全ての情報が詰まっています．臨床で業務を行う上で，場面ごとに必要な情報をカルテから素早く引き出すことは極めて重要になります．

どんな場面で，どんな情報が必要になるか考えてみましょう．

● 調剤の場面

調剤をするときに，処方箋に記載されている情報から，年齢，性別は分かりますが，それだけでは不足しています．例えば，胃潰瘍にファモチジン錠が処方される場合，1回20 mg，1日2回の投与が一般的ですが，CCr（mL/min）が 60＞CCr＞30 の場合には，1回20 mg，1日1回もしくは1回10 mg，1日2回になります．調剤するときに全ての症例で腎機能を確認する必要はないかもしれませんが，少なくともリスクの高そうな高齢者の場合には，カルテで検査値を確認しなければいけません．そのため，カルテのどこを見れば直近の検査値が調べられるかは分かるようにおきましょう．

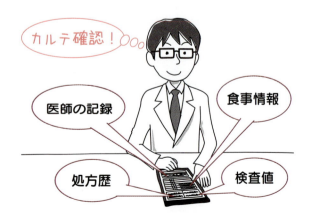

● 注射の場面

中心静脈栄養輸液（TPN）のオーダーが出ている患者さんがいたとしましょう．TPNの適応となる患者さんは，経口摂取が困難な場合ですが，その患者さんは本当に食事をとっていないのでしょうか？ TPNをしばらく続けていて食事が再開になったにもかかわらず，TPNのオーダーが出続けていることはありませんか？ カルテの中で食事情報がどこにあるか，食事オーダーがある場合には摂取割合がどの程度か，といった情報がどこに記載されているのかも分かるようにしておきましょう．

● 薬剤管理指導の場面

薬剤管理指導に行くときには，カルテの隅々まで見て情報を集めます．医師の記録，処方歴，注射オーダー，検査値の変動といった基本的な内容のほか，看護記録も必ず見るようにしましょう．医師の記録からは，治療の状態，患者さんへの病状説明などが分かります．また，薬剤師の業務ですから，処方歴，注射歴の把握は必要になりますので，いつから処方追加・変更になったか，その理由といった項目は速やかに把握できるようにしましょう．

検査値に関しては，フォローしたい項目について経時的変化を把握できる見方を身に付けましょう．また，看護記録は患者さんの言動がそのまま記録されていますので，イライラしているのか，不安がっているのかなど，精神状態を把握する上で非常に有用です．業務を効率よく行うために，電子カルテ端末であれば，普段から操作をしてスムーズに業務ができるように，紙カルテであれば，どこに必要事項が記載されているのか「カルテの見方」を理解しておくようにしましょう．

（坂野昌志）

Chapter 4

8 薬の説明だけをしていたらいいわけではありません

患者さんは薬については知っている

現在はインターネットや書籍，お薬の説明書など，薬の情報はさまざまなところから得ることができます．患者さんによっては自分の服用薬についてはかなり調べており，副作用など薬剤師より細かいところまで知っていることがあります．そこから考えると，「服薬指導」だけではいけないことがよく分かると思います．薬剤師の病棟業務の中で，「服薬指導」は，ほんの一部にすぎません．

どのように患者に関わることが大切か

別項（p46）でも述べているように，薬剤師には薬物治療への貢献が求められています．患者さんの処方内容や面談から薬物治療に関する問題点を見つけ，それを解決するように関わることが必要です．そのためにはPOS（Problem Oriented System）という考え方が有用です．「POSはSOAP記録を書くこと」と思っている方も多いようですが，それは違います．患者さんの問題点（困っていること）を患者さんの立場に立って見つけ，解決していくという概念です．まずは問題意識を持って処方内容やカルテを見たり，患者さんと話すことがPOSの考え方の第一歩となるでしょう．

● 服薬指導は必要な情報提供を

もちろん服薬指導をしなくていいわけではありません．ただ，教科書や説明書どおりの服薬指導ではいけないということです．患者さんとの面談の中で，本当に患者さんが必要としている情報は何かを見つけ，提供することが必要です．そのためには，疾患や服用薬に加え，症状や検査値などを確認すると患者さんの問題点が見えてくるかもしれません．また，患者さんの質問などにすぐに答えられないことも多々あります．その場で分からなくても，しっかり調べてから答えれば，きっと患者さんから感謝されると思いますし，調べたことは自分自身の勉強になり，財産にもなります．

（寺沢匡史）

Chapter 4

9 記録は皆が見る大切な情報源です

薬剤師の記録は何のために書くのか

診療録とは患者さんの治療の経過を記載しているもので，医療を行う上で，なくてはならないものです．薬剤師の記録，つまり薬剤管理指導記録などの記載は，診療報酬を算定するためだけに記載するのでしょうか．そんな考えではいけません．法律的にも薬剤師法第 25 条が改正され，「情報提供義務」から「情報提供及び指導義務」へと変更になりました．その指導記録に関しても，外来，入院を問わず診療録に添付することが望ましいとされています．つまり，診療報酬の算定に関係なく，薬剤師の指導内容（患者さんへの関わり）は何らかの形で診療録に残すことが求められています．

薬剤師の記録のあるべき姿

皆さんが病棟業務などで患者さんに関わる前には，カルテで医師や看護師の記録を必ず見て情報収集をしてから，患者さんを訪問すると思います．カルテに記載されている診療記録はさまざまな医療従事者の情報源となります．薬剤師の記載する記録（薬剤管理指導記録や病棟薬剤業務の中での患者さんへの介入記録など）も他職種の情報源にならないといけないということです．そのためには分かりやすく簡潔に記載し，他職種に見てもらえる記録を記載しなければいけません．また，診療報酬を算定するときにだけ記載するのではなく，患者さんに何らかの指導や介入を行ったとき，薬剤師としての関わりを足跡としてしっかりと記録に残していくことが必要です．「見せられるような記録を書いていない」なんてことを言っている時代ではありません．常に他職種への情報提供として，見てもらう記録を書くことを意識しましょう．

（寺沢匡史）

Chapter 4

10 他職種が知りたい情報は何?

必要とされる情報提供は?

薬剤師が薬物治療に貢献するためには,医師や看護師など他職種への的確な情報提供が求められます.また,医師や看護師と治療について対等にディスカッションするためには,病態や薬物治療に関してそれなりの知識を持つことが必要です.そのためには自己研鑽が必要です.薬物治療へ貢献するためには,知識だけでなく,患者さんの病態や状態を理解し,その人に必要な情報だけを加工して簡潔に提供することが必要です.そのためには,たくさんの患者さんに関わった経験が生かされると思います.同じ知識でも,薬剤師のアセスメントの違いによって違った情報になります.

他職種が知りたい情報とは

処方内容や薬の副作用は調べれば分かることです.しかし,それらに対し薬剤師としてどう思っているのか,どう感じているのか,つまり,薬剤師としてのアセスメントが,他職種にとっては知りたい情報ではないでしょうか.

例えば,気分不良は薬剤Aの副作用だというアセスメントをして医師に代替薬を提案できれば,薬物治療へ貢献できる情報提供といえるでしょう.しかし,なかなか「薬剤Aが原因だ」と断定するのも気が引けるし,ましてや「指導記録に書いてもいいのかな」なんて思ってしまいます.しかし,他職種が必要としているのは薬剤師の意見です.自信がなければ,指導記録には少し濁した感じで書いてみてはどうでしょうか.「薬剤Aが原因だ」と書きにくければ,「薬剤Aが原因か」というような記載でもいいと思います.それを見て,医師をはじめ他職種が「気分不良の原因は薬剤Aかもしれない」と思ってくれたら,情報提供ができたということです.まずは薬剤師の感じたこと,思ったことを他職種に伝えることが大切です.

(寺沢匡史)

Chapter 4

11 病棟カンファレンスとは

さまざまなカンファレンスがあります

カンファレンスとは，医療の現場において，通常，症例検討会を指します．医師は，カンファレンスを行い，その患者さんの治療方針を決定しています．病棟では，入院中の患者さんの課題や方向性，退院に向けた準備などについて，看護師を中心に，必要に応じて薬剤師やリハビリスタッフ，ソーシャルワーカーなど，さまざまな医療職が参加したカンファレンスが行われています．ICT（感染制御チーム）などのチーム医療では，チームカンファレンスと呼ばれるものがあります．これらのカンファレンスに薬剤師も参加し，薬学的視点からの考えを述べることが求められています．

発言できる薬剤師になりましょう

新人薬剤師には，カンファレンスの内容や何を発言すればよいのかなど，分からないことが多くても仕方がないことかと思います．その中で薬剤師としての意見を述べるということは，かなりハードルが高いのではないでしょうか？　まずはメモを取り，その後にしっかりと調べ，勉強しておくことが必要です．聞けるだけ聞くというのも新人ならではの手です．また，発言する内容については，やはり基本的には薬剤師のその患者さんに対する関わりや評価，薬剤の選択や管理方法など薬に関わることが求められます．発言するためには，日頃から患者さんの状態を把握し，日々勉強を積み重ねておくことが重要です．薬剤師はおとなしいとよく言われますが，発言しなければ何のアピールもできないので，積極的に発言しましょう．ただし，発言したことには責任を持つことも重要です．カンファレンスに参加することは，チーム医療の一員として患者さんの治療に参加する機会となります．薬剤師の専門性を生かした考えを，しっかりと発言できるようになりましょう．

（中村翔吾）

Chapter 4

12 患者さんの入院から退院までの流れ

薬剤師はどこに関わることができるか

入院には予定入院，緊急入院があります．予定入院の場合は，手術，検査などの目的で入院し，退院予定日もクリニカルパスなどであらかじめ定められている場合が多いです．緊急入院の場合は，初めから予定された治療計画ではないため，同じ疾患であっても，入院当初に退院日を定めることは困難です．どちらにしても，入院，退院共に最終的には医師の診療の結果で決定されます．薬剤師は，この流れの中でどこに関わることができるのでしょうか？

全ての場面で貢献しよう

一昔前であれば，患者さんと薬剤師の関わりは入院中だけでした．しかし，現在では，薬剤師外来などで入院前から薬剤師が関わる病院が増えてきています．手術予定での入院であれば，入院が決定した段階で中止すべき薬剤がないか，常用薬，サプリメントなどを確認し，いつから中止するかを説明します．これにより，中止すべき薬剤が中止されておらず，手術が延期となるケースを限りなくゼロに減らすことができます．

入院後は，まず初回面談で持参薬の確認を行い，持参薬の続行，中止などの服用計画を医師と検討します．入院中は服薬指導を行うだけでなく，副作用などの有害事象発現の有無の確認をしつつ，患者さんの状態に応じた薬物治療を提案します．退院時には，退院後も継続した治療が行われるよう指導を行います．初回面談などの詳細については，それぞれの項目を参照してください．

入院する患者さんは，多かれ少なかれ不安を抱いています．入院が長くなると，以前の生活に戻れるか不安になる場合もあります．薬剤師は薬物治療に貢献し，他職種と協力しながら患者さんの不安を軽減できるよう，入院前から退院後まで積極的に関与することを意識しましょう．

（中村翔吾）

Chapter 4

13 初回面談とは

可能な限り全ての患者さんに実施しましょう

　初回面談とは，入院初日（夜間や休日の場合，入院翌日になる場合もある）に患者さんを訪問し，入院前服用薬や服用状況の確認，アレルギー・副作用歴の確認，入院中に使用する薬剤の説明などを行うことです．病棟薬剤師は，可能な限り全ての患者さんに初回面談を実施することが望ましいと考えます．

　入院初日なのでカルテを見る時間は短いですが，家族が一緒の場合も多いため，家族からの情報収集がしやすいという利点があります．また，入院初日から訪問することで，チーム医療の中での病棟薬剤師を患者さんにアピールできます．

● 初回面談で必ず確認すべき項目（筆者らの施設での例）

❶**常用薬の確認**：持参された薬やお薬手帳を確認しながら，家庭での服用状況を確認します．

❷**持参した薬剤の服用計画の確認**：中止すべき薬剤を中止しているかだけでなく，手術や検査による中止期間や再開時期の確認，服用続行薬の確認などを行います．

❸**副作用，アレルギー歴の確認**：すでに他職種が聴取しカルテに記載されているかもしれませんが，薬剤師が再度確認し初めて分かる場合もあります．また，抗菌薬などにアレルギーがある場合，代替薬の提案などを行うことが必要です．

❹**腎機能，肝機能の確認**：薬剤師が確認すべき検査値はたくさんあります．また，患者さんの疾患や服用薬剤によって確認すべき検査値は違うでしょう．ただし，薬剤師として薬剤の排泄と代謝に関連した腎機能と肝機能は毎回確認し，腎機能・肝機能に応じた薬剤の用量・用法の設定を提案しなりればなりません．肝機能に関しては初回に確認することによって入院後に処方された薬剤による薬剤性肝障害の早期発見にもつながります．

（寺沢匡史）

Chapter 4

14 持参薬鑑別の注意事項

持参薬が活用されています

　患者さんが入院時に持って来られる持参薬ですが，一昔前までは，飲み途中の薬は一旦やめにして，新しく入院してから処方を出し直すという病院もありました．しかし，現在では，入院前に服用している薬を入院後も継続して服用してもらうというケースが多くなっています．

　その理由の一つに，包括医療費支払い制度（DPC）があり，最近ではDPCを採用している病院が多くなっています．DPCの詳細については成書に譲りますが，非常に簡単に言うと，DPCの場合，医療資源を投入した全ての費用を請求できるわけではないので，入院中に薬を処方すればするほど病院側の収益が減り，場合によっては損をすることがあるのです．そのため，入院前に服用している薬を全部持ってきてもらい（これを持参薬と言います），持参薬を鑑別し，入院後に継続して服用するものと中止するものに分けて「できるだけ持参薬を服用してもらう」ことによって，入院中に新たに処方する薬の量を減らすことが病院経営上，とても重要になります．

　持参薬を活用するという以外にも，紹介状やお薬手帳などがなく，何の薬を飲んでいるのか持参された薬以外に情報がない場合，患者さんの話と持参されている薬が一致しているか分からない場合など，持参薬鑑別が必要な場面がたくさんあります．

鑑別するのも大変です

　このような場面で活躍するのが薬剤師ですが，国を挙げて後発医薬品の使用を推奨している現在では，一目見ただけで何の薬か鑑別することは難しくなっています．

　持参薬鑑別をするときには，①処方箋を毎回異なる保険薬局に持っていくことで，同一成分の薬でも複数の後発品が混在している場合があること，②長年溜め込んだ薬を全て持ってくることによ

り，すでに発売中止になっている古い薬を持参される場合があること，③飲み忘れなどによって残数に大きなバラつきがあること，④自己流の仕分けによって誤った用法で服用している場合があることなど，注意点は数限りなくあります．

持参薬鑑別の基本は，「慌てず，よく見る」ことと，お薬手帳などの情報を鵜呑みにしないことです．

持参薬鑑別結果は「薬のプロ」である薬剤師が出した「鑑定結果」であるため，正しいものとして医師に認識されます．誤った鑑別結果を出してしまうと，その先の治療に大きな影響を及ぼすこともあるので，注意して取り組みましょう．

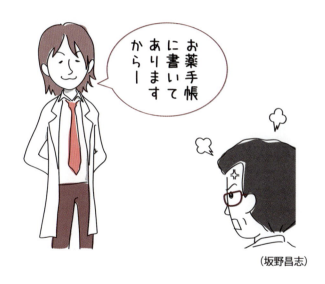

(坂野昌志)

Chapter 4

15 退院時指導の注意事項

退院時薬剤情報管理指導料とは

病院薬剤師が算定している退院に関連する指導料としては「退院時薬剤情報管理指導料」があります．この指導料は，入院時に患者さんが持参した医薬品などを確認する，入院中に使用した主な薬剤についてお薬手帳に記載する，副作用が発現した薬剤については投与量，当該副作用の概要，投与継続の有無を含む講じた措置などについて記載するなどの要件を満たした上で，退院後の薬剤の服用などに関する必要な指導を行った場合，退院日に算定できます．これらの条件があるため，算定していない病院も多くあります．しかし，指導料算定の有無にかかわらず，退院時指導を行うことは非常に重要です．

退院後も適正な薬物治療を継続するために

退院時指導で注意することは，退院後も継続した薬物治療を居宅，施設などで受けられるようにすることです．入院中は看護師が薬を管理していた患者さんに，用法・用量を説明して，薬袋を見ながらこのとおりに飲んでくださいと説明しただけでは，正しく内服を継続することができないかもしれません．

では，どうしたらいいのでしょうか？　例えば，同居者が薬を管理する場合は，入院中からできる限りその人とコミュニケーションを取っておき，退院時にも，薬剤の管理についてその人に説明します．施設や転院先に行く場合では，情報提供書やお薬手帳などを活用して，現在内服中の薬や副作用の発現情報，薬剤管理方法などを伝えておくべきです．中には，一人暮らしなどの理由で，退院後は患者さん本人が薬の管理を行わなければならない場合もあります．そのときは，入院中にできる限り本人管理に移行していく必要があります．薬の管理には，ピルケースやお薬タペストリーが有用であり，入院中から試みるのも一つの手段といえます．入院中だけでな

く，退院後もいかに適正な薬物治療を継続できるかを考えることが重要です．そして，薬の管理方法や調剤上の工夫などを引き続き行い，アドヒアランスを確認していけるよう，保険薬局薬剤師との連携を強化し，退院後もシームレスな薬物治療を提供する体制を作る必要があります．

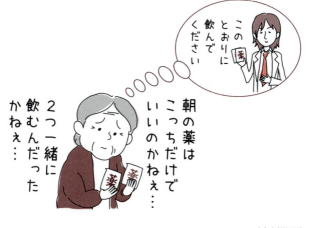

(中村翔吾)

Chapter 4

16 患者さんに合った問題点の解決方法

問題点の解決方法はいつも同じ？

薬物治療に貢献するためには，患者さんの問題点を見つけ，それを解決するように介入しなければいけません．同じ問題点であれば，その解決方法も全ての患者さんで同じでいいのでしょうか？ クリニカルパスや患者指導のためのチェックリストの使用などは，医療を行う上で非常に有用です．しかし，患者さんは全て個々に違うことを忘れてはいけません．患者さん個々の問題点を解決してこそ，よりよい医療の提供になるのではないでしょうか．

薬剤師に求められること

例えば，「疼痛コントロール」に関わる場合も，「術後」「がん性疼痛」「腎機能障害がある場合」「胃潰瘍の既往がある場合」「気管支喘息のある場合」「他の服用薬がある場合」など，患者さんによって状況はさまざまです．このように，患者さんの状況によって「疼痛コントロール」という問題点の解決方法が違ってくるのは当然です．患者さんへのアプローチ，医師への処方提案など，それぞれの状況に応じた対応が求められます．薬剤師には薬物治療における問題点を見つけるだけでなく，患者さんの病態，状況に応じた解決方法を提案することが求められます．

● 一度に全ては解決できない

患者さんによってはたくさんの問題点がある場合もあります．一度に全てを解決しようとせず，優先順位を付けて一つずつ解決していくことをお勧めします．しかし，場合によっては，優先順位が高くてもすぐに薬剤師が解決できないような問題もありますので，解決できそうな問題から関わっていくのもいいかもしれません．小さな問題であってもそれを解決することで，医師や他職種だけでなく，患者さんからの信頼も得られます．一つずつ問題点を解決していくことによって，新たな糸口が見えてくるかもしれません．

（寺沢匡史）

Chapter 5

よりよいコミュニケーションをはかれるようになろう!

Chapter 5

1 教わり上手になりましょう

 ### 分からないまま行動してはいけません

新人薬剤師や実習生にとって,新しい業務,実習が少しずつ追加されていく日々は,覚えることばかりで頭がパンクしそうになると思います.そして,厳しい指導者に対して一度教わった内容を再度聞くのは怖い…と思うこともあるでしょう.

とはいえ,分からないことを分からないままにしておくことはできませんし,分かったふりをすると,後々,大きな問題が起こることも考えられます.知らないこと,聞いたけど分からなかったことについて積極的に教えを請うという姿勢は,新人や実習生にとって非常に重要です(何歳になっても大切なことですが…).

質問をされた側は質問に対して分かりやすく答えるべきですが,質問の仕方や内容,態度によってイラッとしてしまうケースもあるものです.

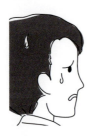
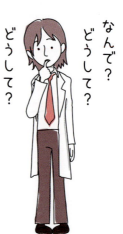

質問する前に考えよう

では，教わり上手になるために押さえておきたいポイントはどんなところでしょうか．

考えて調べてみよう

新人薬剤師，実習生の皆さんは知らないと思いますが，安国寺の一休和尚の幼少期を描いた「一休さん」というアニメが数十年前に放送されていました．その中に，どんなことでも「どうして？」と質問をし続けて周囲の人々を辟易とさせる子どもが登場します．自分で考えること，調べることを放棄して何でも質問すれば良いと思っていると，まさにこの子どもと同じで，周りを辟易とさせることになってしまいます．

質問の内容

質問をするときにはポイントを明確にしましょう．業務手順であれば，「○○することまでは分かりますが，次の手順が分かりません」という形で質問すべきですし，薬の使い方であれば「添付文書には○○と書いてありますが，この処方内容は～でしょうか？」という形で「ここまでは調べて（考えて）分かっているが，この先が分からない」というような質問をしましょう．

一歩進んだ質問

業務手順であれば，「こうしたらもっと効率が良くなるのでは？」「安全を確保するためにはこうすれば良いのでは？」と自分の考えを交えて質問し，臨床での疑問であれば「ガイドラインには○○と記載されているが，なぜ△△なのでしょうか？」と質問することができれば，質問された側も「もっと教えてあげたくなる」ものです．このような考え方を身に付けて教わり上手になりましょう．

（坂野昌志）

2 これってハラスメント？

ハラスメントとは？

最近，よく使われるハラスメント（harassment）を調べると「嫌がらせ」という意味が出てきます．本書は新人薬剤師，実習生が対象であるため「受け身」の立場で捉えるハラスメントは，要するに「自身の尊厳が傷つけられた」と感じたら「ハラスメント」に該当する可能性があります．

ハラスメントの種類と対応

新人薬剤師，実習生が受ける可能性があるハラスメントを表5-1に記載しました．いずれのハラスメントも，発言者（行為者）の意図にかかわらず受け取り側が不快に思ったり，尊厳を傷つけられたと感じたり，脅威に感じた場合はハラスメントに該当します．

注意したいのは，ハラスメントの発生は上司と部下，指導者と実習生といった上下関係の中だけでなく，新人薬剤師間や実習生間でも起こり得るということです．

ハラスメントを受けたと思った場合，被害を深刻なものにしないために適切な行動を取る必要があります（表5-2）．発生してはいけないハラスメントだからこそ，発生したときには速やかに対応できるよう基本的な知識は身に付けておきましょう．

● 間違えてはいけません

勘違いしてはいけないのは，自分が間違ったことをして注意されたことはハラスメントには当たらないということです．また，やるべきことをやらずに業務や実習が終了しない場合に居残りを命じられた場合なども，ハラスメントには該当しないでしょう．熱心な指導はパワー・ハラスメント（パワハラ）やアカデミック・ハラスメント（アカハラ）と捉えられる場面もあるかもしれませんが，何でもハラスメントと騒ぎ立てることは，上司や指導者に対して脅しをかける「逆ハラスメント」になりかねないということは理解しておきましょう．

表 5-1 ハラスメントの種類

ハラスメントの種類	新人,実習生側から見たハラスメントの内容
セクシュアル・ハラスメント（セクハラ）	不快に思う性的発言や言動.
パワー・ハラスメント（パワハラ）	職務上の上席者から受ける不当な精神的・肉体的苦痛.不当な要求にも関わらず,対応しないと「評価を下げる」などの権力を背景にした発言や,「辞めさせる」などの脅し文句も該当する.
アカデミック・ハラスメント（アカハラ）	学生に対し「単位を与えない」「評価を下げる」などの言葉や行動で不当な圧力を与えること.
アルコール・ハラスメント（アルハラ）	飲酒の強要,意図的な酔いつぶし,一気飲みの強要など.
ペイシェント・ハラスメント（ペイハラ）	患者側から尊厳を傷つけるような行動を取られること.外見上の特徴を揶揄されたり,不当な行動やクレームも該当する.
モラル・ハラスメント（モラハラ）	言葉や態度などで尊厳を傷つけることで精神的,肉体的に追い詰めること.新人同士,学生同士でも起こり得る.

表 5-2 ハラスメントへの対応

伝える	ハラスメントを行っている側が,自身の行動がハラスメントに該当していると思っていない場合もあります.このような場合には我慢をしたり,無視をしたりしても状況が改善するとは限りません.言いにくい面もあると思いますが,「あなたの行動を私は○○ハラスメントだと感じています」とはっきり伝えることが大切です.また,意図的にハラスメントを行っている場合でも同様の行動が大切です.
相談する	最近ではハラスメントを受けた場合の相談窓口が設置されていることが多いので,新人薬剤師は組織内の相談窓口に,実習生であれば大学の窓口に相談しましょう.もし相談窓口がない施設であれば同僚,上司,友人などの身近な人の中で信頼できる人に相談してみましょう.自分が被害を受けていることを知ってもらうことは,解決に向けた足がかりになります.
記録する	すぐに行動できない場合は,いつ,どこで,どんな被害を受けたか,発言内容なども含めて詳細に記録をしておきましょう.

（坂野昌志）

3 上司の指導が理不尽だと感じたら

理不尽とは？

理不尽というのは「物事の筋道が通らないことや道理に合わないこと」です．筋道が通らない扱いを受けることは誰にとっても好ましいことではありません．

また，正しいことが通るべき世の中ですが，残念なことに「理不尽なこと」があふれています．仕事や実習をしていると，この病院・保険薬局は理不尽なことで構成されているのでは？　と感じることがあるほどです．

しかし，仕事や実習をしていて理不尽と感じたことは，本当に「筋道が通らない道理に合わないこと」でしょうか？

上司のキャラクターを考えよう

新人薬剤師や実習生が理不尽と感じる内容はさまざまですが，理不尽な指導を受けたと感じた場合，その内容が本当に理不尽なものかを考える必要があります．その上で，指導薬剤師のキャラクターがとても重要になるのです．

● 感情的になる人

普段の指導は的確で頼りになる上司でも，些細なことで感情的になる人がいます．感情的になると，その指導内容が理不尽になってしまうことも…．

感情的になっている上司に対して「そんなのはおかしい！」と返しても話がこじれるだけです．普段は的確な指導をしてくれる上司であれば，感情的になったことを後から反省しているはずです．イラッとしても，その場はグッとこらえ「分かりました」と話を終了させることが得策でしょう．そして，翌日以降に「昨日の指示（指導）についてですが」と再確認をするとよいでしょう．それでも理不尽な指導内容が変わらなければ，先輩薬剤師に相談しましょう．

● 理不尽な指導をするはずがない人

　普段の行動，指導内容，性格面から考えて理不尽な指導をするはずがないと思われる上司が，理不尽と思われる指導をする場合があります．このような場合，自分の行動を振り返ってみる必要があります．指示されたことをきちんと行いましたか？　いい加減な仕事をしませんでしたか？

　仕事の厳しさを理解させるために，あえて理不尽と思われる「愛のある指導」をする場合もあるのです．当然ですが，振り返って考えてみて，そういった指導を受ける要因があると考えられれば，歯を食いしばって頑張らないといけません．そして，指導内容を完遂した後に，指導を受けた薬剤師に対して「ありがとうございました」と指導の意図が理解できたことを伝えるとよいでしょう．ここまでできれば，あなたの信頼度がグッとアップするはずです．

● 常に理不尽な人

　残念ながら，世の中には常に理不尽なことを言う人がいます．また，いつもではなくても，その日の気分で理不尽なことを言う人もいます．そのような人に対しては，何を言っても無駄です．

　とはいえ，上司である以上，無視することもできません．対応策としては，①グッとこらえて指導を受ける，②部長などの上級管理者に報告する，③指導内容を「忘れないために」と目の前でメモをとり，「あなたの指導内容は全て記録に残していますよ」と暗に伝える，などの方法があります．①は大きなストレスを受けますので，全ての指導内容に対して実施することはお勧めできません．自分の精神的な強さを見極めて適度な範囲内で受け入れましょう．②については，いきなりこの方法をとることもお勧めできません．もしかしたら，理不尽と感じるのは自分だけで，一般常識に照らせば理不尽でない可能性があるかもしれないからです．理不尽な指導が日常的になった場合や，先輩薬剤師に相談しても解決できそうにない場合の対応策です．③は実施しやすく，なおかつ有効な手段です．指導をしている側も，理不尽だと思いながら歯止めがきかなくなっている場合もあります．そんなときに指導内容を記録として残されると，後から問題が起こったときに嫌だなと感じるはずです．

（坂野昌志）

Chapter 5

4 患者さんから不快な言葉をかけられたら

問題がある患者さんの対応

罵詈雑言,からかいの言葉など,社会人になってから他人に浴びせることもなければ,浴びせられたこともないという人の方が多いのではないでしょうか?

一般的な社会であれば,当たり前のことです.実際,接客業の場では客が店員に対して罵詈雑言を浴びせれば,過度な場合には対応をする係が出てきて対応するでしょうし,場合によっては警察が対応することもあるでしょう.しかし,病院や保険薬局では,患者さんに言われたことに対しては個々の薬剤師が対応することが基本で,代わりに上司や事務職員が対応することは極めてまれです.

不快な言葉への対応

● クレーム

病院に対するクレームを薬剤師にぶつけられることがあります.医師に対する不満,病院の待ち時間の長さ,入院食の味付けなど,薬剤師に言われても…という内容に対して,真剣に怒ってこられることもあります.また,ジェネリック医薬品に対する不満,欲しい薬があったのに医師に必要ないと言われたなどの薬に関することでも,対応が困難なものもあります.このように,自分個人で考えるとまったく非がないのに,驚くほどの勢いでクレームを言われることもあります.そんな場合「私に言われても困ります」と言えればよいのでしょうが,そんなことを言えば火に油を注ぐようなものです.間違っても露骨に嫌な顔などせずに,笑顔で話を聞いてあげましょう.

● 悪 口

とても残念なことですが,直接的な悪口を言ってくる患者さんがいるのも現実です.悪口の内容は,容姿に関することや話し方に対

することなどさまざまです．言われた側はとても嫌な気持ちになりますが，残念ながら医療者側と患者という立場で喧嘩をするわけにはいきません．馬耳東風という言葉がありますが，悪口は聞こえなかったように聞き流し，その後は事務的な対応をしましょう．ただし，あまりにひどい言葉であれば，一度退室して上司に相談をし，場合によってはその患者さんの指導を上司に代わってもらうという対応も考えましょう．

● 恫喝

大声を出し，威嚇するような態度をとる患者さんもいます．多くの病院で暴力や恫喝に対するマニュアルを用意していますので，恫喝してくる患者さんであればどういった対策をとるべきか知っておきましょう．

病院に来る患者さんが「お医者様」といっていた時代は過去のものです．現在は，クレーマーが横行する時代で，医療者に対して暴言を吐く患者さんも多くなっています．病院で仕事・実習をする前に，このような患者さんに対してどう接するか，心づもりをしておきましょう．

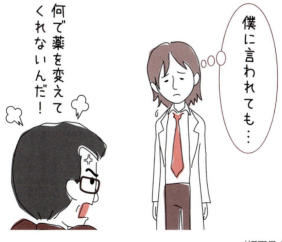

（坂野昌志）

Chapter 5

5 気になる言葉遣い癖①
~「…ね」「…よ」「えーと」「あのー」~

相手の立場や年齢を考えましょう

「○○さん，今から点滴しますね！」「○○さん，無理しちゃだめだよ」などの言い回しは，表面上は優しい言葉のようにも思えます．しかし，人によっては，幼稚園や小学校の先生が生徒に「○○ちゃん，○○しましょうね！」という言い方を連想し，少なくとも自分より年上である患者さんに対して用いる言葉ではありません．中学校や高校で語尾に「ね」や「よ」を使って授業をしている先生に違和感を覚えた方も少なくないでしょう．

「ね」「よ」は，文法的には終助詞で，①相手に確認を求める場合，②相手に同意を求める場合，などに用いられます．「○○さん，今から点滴しますね！」は，①の機能に近いと思われますが，自分の行為に対して相手に確認を求めるという本来の使い方ではなく，相手に自分の意向を確認させるようにも聞こえます．確かに，「○○さん，今から点滴します！」と言うよりも伝わり方は柔らかくなり，親しみやすく聞こえます．しかし，相手の立場や年齢を考えずに日常癖となっている場合は，相手に不快感を与えることにもなります．

言葉違いを良くするには

患者さんに敬意をもった言葉遣いを心掛けるのがとても大切です．日常癖だとすると，自分自身では気が付かないことが多いので，「ね」に限らず日頃から言葉遣いを意識して話すことが大切です．

また，「えーと」「あのー」などを頻繁に使う先生の講義を聞き苦しく思ったり，何回言うかを数えたりしたことはないでしょうか．これら「場つなぎ音」は，間延びして伝えたいことが伝わらなかったり，頼りない印象を与えます．患者さんに話すときも一緒です．不要な「えーと」「あのー」などの「場つなぎ音」はやめましょう．

（池田義明）

Chapter 5

6 気になる言葉遣い癖② 〜「本当ですか?」「うん, うん」〜

適切な相槌を打ちましょう

相槌は, 話し手の発話に対する聞き手の反応であり, 日本人のコミュニケーションにおいては頻繁に行われると言われています. 円滑なコミュニケーションが成立するためには話し手の役割と共に, 聞き手の役割も大きく, 聞き手は話し手の発話に反応して,「はい」「うん」「ええ」などの言葉を頷きを入れて発語することで, 話の進行を助け, 話し手と共に会話を作り上げるという役割を果たしています. しかし, 相槌は「打てばいい」ものではありません. 中でも,「本当ですか?」を使用する方をしばしば見ます.

気持ちの良い相槌を

「〜ですか?」には「疑念」を表明する効果があります. 例えば, 患者さんが「胸が痛いのですが…」と話した場合に, 相槌のつもりで「本当ですか?」と言うと, 相手は「本当なのに, その言葉が信じられないのか」と思い, トラブルに発展する場合もあります. 相槌としての「本当ですか?」は用いない方が賢明です. その他に,「うんうん」「ん〜」という相槌は, 家族や友人など親しい人との会話で使う言葉であり, 患者さんの中にはとても不快に思われる方は少なくありません. 企業やデパートの受付で,「うん, うん」と対応している係を見たことはないはずです. 何となく丁寧に感じられる「ええ」も, 本来は自分と対等か目下の人に対して使う言葉です. また, 相槌は, 必ず患者さんを見て打ちましょう. 患者さんが一生懸命に話しているのに, 患者さんを見ずに頷いていたらどのような気持ちになるでしょうか. 感情のこもっていない言葉をかけられても患者さんは嬉しくありませんし, あしらわれているように感じてしまいます. 患者さんとのコミュニケーションを上手にとるためには, 思いやりと, 人の話を聞こうという気持ちが大切です.

(池田義明)

Chapter 5

7 目を見て話そう！

誰と話をしていますか？

薬剤師の業務範囲が広がり，患者さんへのインタビューや情報提供・指導，他の医療従事者や MR さん，MS さんとの会話など，人と話す場面や機会が多数あります．その時，皆さんはどのように会話をしているでしょうか．しばしば，新人薬剤師や学生の中には，目を見て話をしない人が見受けられます．

最近は，電子カルテや電子薬歴などが普及し，業務の効率化を図る目的で日常業務のほとんどが電子化されるなど，パソコン画面などを介した対話が増えています．そこで，自分を振り返ってみてください．話はしているけど，相手を見ずに，パソコンの画面を眺めながら会話をしていませんか．

患者さんと向き合うために

「目は口ほどに物を言う」ということわざがあります．それは，相手の目を見ると，相手がどのような人で，何を考えているのかが分かるということです．目は口で話すのと同じくらい気持ちを表現しているので，いくら言葉でごまかしても，目には本心や感情が表れています．また，患者さんと話す際，目を見て話をすることで，"きちんと自分のことを見てくれている"と患者さんに安心感をもたらす効果もあります．

薬剤師の仕事の対象は，「人」です．相手の方を向いて，目を見て話をするよう心がけましょう．

（長谷川洋一）

8 笑顔は周囲を明るくします！

笑顔は安心感と信頼感を生みます

薬剤師は，薬物療法を通して患者さんを支えています．それが薬剤師の使命です．一方，医療者として，病気に立ち向かう，あるいは受け入れながら日々を過ごす患者さんたちに寄り添い，少しでも気持ちを癒すために必要不可欠なのは笑顔です．笑顔というのは実に強大なパワーを秘めていて，どんな言葉よりも多くの安心感や信頼感を伝えられます．また，患者さん，家族，スタッフとのコミュニケーションを始めるには第一印象はとても大切で，その55％は見た目や表情などの視覚情報から得るとされています．患者さんに最初に悪い印象を与えると，その後の対応はとても進みにくくなります．

素敵な笑顔とは

「笑顔」は，コミュニケーションを円滑に進めるために，実によく効く薬です．医療者は，患者さんの"今"という大切な時間を共有しています．笑顔で接すると，患者さんからも笑顔で「ありがとう」と返されたり，「あなたには頼みやすい」「あなたが担当で良かった」など印象がとても良くなります．しかし，笑顔を意識してつくるのは意外に難しいものです．接客を重視するホテルや飲食店などは，笑顔をつくるトレーニングをしっかり行っています．薬剤師にも高いレベルの接遇が求められており，笑顔トレーニングは必要不可欠です．一目でつくり笑いとわかるような笑顔は何の効果もありませんが，本心からの優しさがにじみでてくる笑顔は，だれが見ても素敵です．目はその人の心を如実に表します．患者さん一人ひとりとの出会いを大切にして，心から患者さんのことを思い，寄り添い，気遣う優しさを持ちましょう．その上で，その気持ちを笑顔で示せるように練習しましょう．笑顔の素敵な方は，知識と経験に基づく自信があるからこそ，なせる技なのでしょう．

（池田義明）

9 知ったかぶりは厳禁です

知ったかぶりをしていませんか？

ある日，先輩薬剤師から自分が調製した薬剤について，「この薬って，1日2回で処方されているけど，確か1日1回じゃなかった？」と確認がありました．自分が「あっ，そうでした」と答えたとします．次に先輩薬剤師から「適応はどうだった？」とさらに質問がありましたが，「えっと…」と言葉に詰まってしまいました．このような"知ったかぶり"は困ります．このような対応では，無難に回答したつもりでも，信頼を得ることはできません．

また，朝，病棟常駐薬剤師の先輩から，病棟の担当患者さんについて「Aさんが，昨夜，急変して」と言われました．自分は，まだ患者さんの情報収集をしていないのに「そうなんです」と話を合わせることは，あってはなりません．このような応対は，自分の知るチャンスを逃してしまうばかりでなく，恥をかくことにもなります．

見栄を張る必要はありません

私たちは，医療の担い手として関わっています．いつも患者さんのために，正直であり，公平で，誠実で，謙虚でなくてはなりません．また，知らないこと，できないことは，決して恥ずべきことではありませんが，放置できるものでもありません．知らないことは調べ，それでも解決できないときは先輩薬剤師に尋ねたり，意見を交わしたり，できなければ研鑽を積んで，できるようになるまで努力するといった姿勢が求められます．見栄を張るのではなく，知らなければ「分かりませんので調べて回答します」「なぜ○○なのか教えてください」などと正直に対応しましょう．

（長谷川洋一）

Chapter 5

10 チームメイトとの協調・連携は大切です

協調性とは

「協調性が大切」と社会ではよく言われますが，そもそも協調性とは何でしょうか．協調性とは，異なる環境や立場にある複数の人が，お互いに助け合い譲り合いながら同じ目的に向かって任務を遂行する素質をいいます．例えば，病院内で他のスタッフと接するとき，「自分は自分」と隔離して自分の業務に没頭し，人とのコミュニケーションを避ける医療スタッフは「協調性がない」と判断されます．一方，自分の専門分野や関心にかかわらず積極的に話しかけて誰とでも打ち解け，業務を成功させようと努める人は「協調性がある」と判断されます．

協調性を高めるには

一般的に協調性とは，人とコミュニケーションをとるときに欠かせない素質です．もともと日本社会では，「和をもって尊しとなす」というように，伝統的に「和」が尊ばれ，協調性を高めることが最重要視されてきました．チームプレイで目標を達成する組織においては，個人の能力だけでなくチームへの協調も求められます．協調性は「主体性を捨て相手に迎合する態度」と定義されるため，時にはネガティブなイメージとして捉えられることがありますが，それらが必ずしも協調性と対立するわけではありません．

目的や目標を達成するために，メンバーの意見を真摯な態度で聞き，建設的かつ積極的に働きかけることが，薬剤師としてだけでなく，人としての成長につながります．また，チームメイトと直接会って情報交換することは，記録媒体では言い表せないさらなる情報をもたらせてくれます．良質な医療は一人ではできません．病院という組織は，医師・看護師・薬剤師など専門資格を取得した職種の集団であるため，チームメイト（他職種）との協調や連携を常に意識して行動することが大切です．

（池田義明）

Chapter 5

11 スタッフ間での挨拶と言葉遣い

遠慮せずに挨拶を

挨拶は社会人の基本と言われます．薬剤師同士での挨拶はもちろんですが，病棟薬剤業務で病棟に行ったときにも「おはようございます」「お疲れさまです」と看護師をはじめ，スタッフに挨拶をしましょう．挨拶で印象が良くなるだけでなく，挨拶は会話のきっかけにもなります．さらに，薬剤師の存在を示すことにもつながります．薬剤師もチーム医療の一員です．

他職種間では敬語が原則です！

とはいえ，時々，先輩薬剤師が電話で他職種のスタッフとタメ口で楽しそうに話しているのを見かけることもあると思いますが，これはすでにその人と信頼関係を築いているからこそできる技です．それを知ってか知らずか，電話で知らない看護師に，ついうっかりタメ口で話してしまった新人薬剤師がいました．不幸なことに電話の後で看護師側から苦情が来たようで，先輩薬剤師から注意を受けていました．くれぐれも言葉遣いには気をつけましょう．

● 電話での言葉遣い

業務上，連絡手段として電話を頻繁に利用しますが，電話は，相手の状況が分からないなかでこちらが一方的にかけるものです．電話をするときは，相手の状況に配慮した言葉遣いを心がけましょう．特に，医師は外来診察や手術・検査，患者面談，カンファレンスなどで多忙です．会話の始めに「お忙しいところすみません」「お時間よろしいでしょうか」など，クッション言葉を置くのがよいでしょう．また，電話では長々と話さず，できるだけ簡潔で分かりやすい言葉を使うのがいいでしょう．

（中村有理）

Chapter 5

12 患者さんからの「ありがとう」を心で感じよう

まずは,自分から

皆さんは,普段,誰かに感謝していますか? そして「ありがとう」って伝えていますか? 人は誰でも感謝されると嬉しいものです.ましてや,患者さん,患者家族からの「ありがとう」という言葉をいただいたときほど,心に響くものはないと思います.

"ありがとう"に込められた気持ち

筆者は30年ほど前,薬剤師免許を取得した1年目の時に,臨床研修のため,病棟に半年間出向いていました.当時,病棟での日課は,主治医からの投薬指示を確認しながら患者さんへ配薬をすることでしたが,その間,毎回欠かさず患者さんの調子を聞き取りながら,薬の飲みやすさ,効果や副作用など,情報の提供・収集を行っていました.時には,好きなテレビ番組や趣味の話題で盛り上がることもありました.半年の研修が終了して,2週間後に患者さんを訪問した際,「先生,来てくれてありがとう.いつも飲む薬だけど,看護師さんだと間違えていて…先生が配ってくれる方が良かった」と話してくれました.胸の詰まる,グッとくるものを感じ,自分が薬剤師としてのアイデンティティーとつながった瞬間でした.

日々の業務では,忙しさに押されて時間内に処理することだけに意識が偏ってしまうと,一つ間違えれば人命に関わるという基本事項まで忘れがちです.私たちの仕事は作業ではなく,医療に関わるということを忘れてはいけません.そして,その先にある患者さんからの「ありがとう」は,他の何にも代えがたいものです.

(長谷川洋一)

Chapter 5

13 困った患者さんへの対応

自分のことで頭がいっぱい

人はそれぞれ，いろいろな考えや価値観を持って健康な生活を営もうとしています．しかし，病院，薬局に通っている人は，必ずしも健康とは限りません．そんな人，すなわち患者さんは，自分に降りかかっている健康上の問題を誰かに聞いて欲しい，診て欲しい，治して欲しいなど，自分のことで頭がいっぱいです．

ある日，薬局に処方箋を持参した 40 代の女性患者さんが，「頭が痛いので，すぐに薬をください」と窓口で主張していました．その患者さんの他にすでに薬の交付を待っている多くの患者さんがいます．窓口では「順番にお渡ししていますので，椅子にかけてお待ちください」と対応しました．3 分程たってから，「私の薬はまだですか？」と聞きに来たので，今度は「今，用意していますので，もうしばらくお待ちください」と薬剤師が対応しました．5 分後，その患者さんの名前を呼び，「○○様，お待たせしました」と言って応対したところ，患者さんは「ここの薬局は対応が遅いから，もう二度と来ない」と大声で叫んで，さっさと薬局を後にしました．

毅然とした態度で

1990 年代になって，医療はサービス業と捉え，接遇を意識し，患者さんを「患者様」と呼ぶようになりました．「○○様」と呼ぶことの良し悪しは別にして，"サービス業＝相手の言うことを聞く"ではありません．医療は，一般のサービス業とは異なり，公共性の高い医療行為を伴っています．

一方，患者さんからのクレーム，いわゆるクレーマー，モンスターペイシェントによるトラブルが近年増加しているといわれています．確かに，患者さんは健康ではありませんので，病気療養のための支援をすることが医療者の役割でもあります．医療者の対応が患者さんの精神的ストレスに大きく関わってきますので，医療者は

自分の感情をコントロールし，ゆったりとした雰囲気と平常心で，誠実に，毅然とした態度で接することが大切です．薬剤師になったばかりであれば，「上司を呼んでまいりますので，しばらくお待ちください」「管理薬剤師が対応しますので，しばらくお待ちください」など，ベテラン薬剤師に相談してから対応するよう心がけましょう．

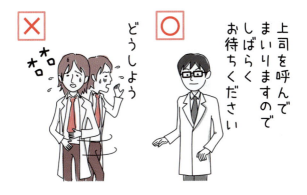

（長谷川洋一）

Chapter 5

14 心に「ゆとり」「余裕」を持とう

余裕がないと優しくできません

いつどんな時でも心に余裕を持って過ごしたいものです．とはいえ，ついついイライラしてしまい，心に余裕を持てなくなってしまうことがあります．余裕とは，「限度に達していないこと．余りがあること」と定義されます．例えば，仕事が終わって帰宅する夜道，満点の星空を見てキレイだなぁと感じたり，友達が困っていることを優しくサポートしたりしているでしょうか．そうでない場合は，余裕がなくなっているかもしれません．余裕がなくなると，思ってもいないことを言ってしまったり，いつもと違う行動をしてしまったりします．ある日，患者さんから「病院の廊下ですれ違ったときに，挨拶を返されなかったので嫌われたのかと思いました…」と言われたことがあります．患者さんやスタッフとの挨拶は大切にしていましたので，いつもなら気付かないはずはないのですが，挨拶を意識できないほど余裕がなかったのだと思います．

他人に目を向けましょう

私たちは，いつも患者さんから見られています．心に余裕を持てない時こそ，他人に目を向け，優しくしてみましょう．他人に優しくしていると，感謝されたり，認められたりして，ますます自分の心に余裕が生まれます．心に余裕を持つために自分を必要以上に飾ったり，背伸びしたりする必要はありません．背伸びした状態を続けていると，とても疲れてさらに余裕はなくなるし，背伸びしたままではジャンプもできません．普段よりもほんの少し意識して他人に優しくしてみるだけで，きっと心に余裕を持てるようになるはずです．その時を大切にすることが，あなたの成長に繋がっています．心に余裕が持てずにイライラしてしまったときは，ぐっとこらえて，他人に目を向けてみてください．きっと今まで見えなかったものが見え，心に余裕が生まれてくるはずです．

（池田義明）

Chapter 5

15 患者さんからの差し入れはもらっていいの?

患者さんからの感謝の気持ち

患者さんからの差し入れは感謝の気持ちの表れです．病院の玄関や病棟ステーションには，「患者さんやご家族からの心付けは一切お断りします」と掲示されていることが少なくありません．国公立病院では，金品による謝礼の受け取りは「公務員の倫理規定に抵触する」ために一切禁止されています．現金ではなく，菓子折りやお花などならいいと思うかもしれませんが，これらはすべて「金品による謝礼」に含まれます．患者さんは，純粋に「感謝の気持ちを伝えたい」と思われ，心付けをお持ちになるのでしょう．しかし，来院・来局のたびに差し入れをされると，「常に最善を尽くそう」と信念を持って働いている医療スタッフにとっては，患者さんの気持ちとは逆に，心苦しくなり，遠ざかってしまいたくなります．単なる感謝の気持ちならいいのですが，もしかすると何かしらの便宜を図ってもらいたいという気持ちがあってのことかもしれません．

周りの状況に気を配りましょう

差し入れで注意したいのは，受け取るタイミングと状況です．周りに他の患者さんがいる場合，周囲の目も気にしなければいけません．特定の患者さんとスタッフがあまりに親しげに話し合っていると，他の患者さんたちが疎外感を感じてしまいます．「私も差し入れをすべきなのだろうか」と不安に思う患者さんもいるかもしれません．薬局内が混んでいるときなどは，「無駄話をしている」と反感を持たれてしまう可能性もあるので注意が必要です．ケースバイケースの柔軟な対応が必要な事例ですが，周りの状況にまで気を配りつつ，良好な関係をさらに深められるような対応を心がけましょう．いずれにしてもお礼とともに，「どうぞお気遣いなさいませんように」という意思はしっかり伝えましょう．

（池田義明）

Chapter 5

16 他職種に質問する機会があれば積極的に

病棟での薬剤師

病棟で業務や実習をするようになると,他職種と接する機会も増えてきます.薬剤師の立場で病棟にいるので薬に関する質問を受けることが多いですが,患者さんの服薬状況について意見を求められたり,場合によっては治療方針について意見を求められたりすることもあります.

逆に薬剤師が質問をする機会も多くあり,患者さんの服薬状況や副作用症状について看護師に確認する場合や,治療方針について医師に質問することもあります.

このような,その日の業務に直結するやり取りは当たり前ですが,臨床での知識を深めるために他職種に質問をすることも必要になります.他職種に質問をする際のポイントについて以下に示します.

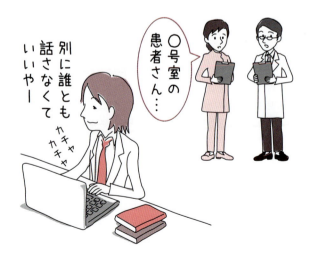

● 医師

 医師は非常に多忙であるため，ゆっくり話す時間を取ることは難しいですが，時間があれば多くのことを質問してみましょう．「教わり上手になりましょう」の項（p106）でも触れたように，事前に調べた内容に基づく質問が基本ですが，機会があれば画像の見方，心電図の見方なども聞いてみましょう．

 また，質問ではなく，自分が患者さんから得た情報や伝えておかなければならないと判断した内容については，可能な限り直接伝えて意見交換をするようにしましょう．

● 看護師

 看護師は患者さんに最も接しているので，さまざまな情報を持っています．看護師が持っている「大したことのない情報」が，薬剤師の知識と結びつけることで有用な情報になることもあります．特に副作用を発見する上で看護師の情報が必要になる場合がありますので，積極的に質問をするようにしましょう．

 また，薬剤師が普段目にすることの少ない点滴ルートのセットや点滴交換の手順などを実際に見せてもらうことは非常に有用ですし，内服薬の看護師管理の方法を理解しておくことも大切です．業務内容で疑問に思うこと，知りたいことは積極的に質問をして教えてもらいましょう．

● その他

 その他，放射線技師，臨床検査技師，理学療法士，診療情報管理士，栄養士など，院内にはさまざまな職種がいます．それぞれが，その道のプロです．疑問に思ったことを質問することで視野が広がります．日々の薬剤師業務をこなすのに必要な知識だけあれば良いという考えでは「木を見て森を見ず」になってしまうので，注意してください．

（坂野昌志）

17 時間外でも行事には積極的に参加しよう！

参加しなくて大丈夫？

　毎週水曜日は，仕事が終わると勉強会が予定されています．さて，仕事が終われば自分の時間なのに，なぜ勉強会に出ないとダメなのですか？　なんて考えたりしてませんか．

　医療現場は，科学の発展とともに常に進歩し，変化していきます．大学で学んだことが，いつの時代にも通用するとは限りません．薬剤師として医療に関わる以上，その時々の最新の情報を取り入れるべく，生涯にわたって学習に努めることが求められます．

これも薬剤師の資質です

　研修会や講習会といった学習の機会は，学会を除き，毎日の業務時間を終えた後や，休日を利用して開催されることがほとんどです．なぜ時間を割いてまで…と思うかもしれませんが，知識を増やしたり，いろんな経験から学ぶことは，薬剤師としての最低条件ではないでしょうか．結果として，適切な薬物治療に貢献することが可能になるでしょう．時間外だから参加しないのではなく，プロならば資質向上を図るためにも積極的に参加しましょう．

　また，医療はチームで動くので，他職種の方たちとの交流も大切です．医療現場は，医師，看護師，検査技師，理学療法士，ソーシャルワーカー，事務職など，さまざまな職種で組織されています．そのような他職種の方と日頃から顔の見える人間関係を築いておけば，いつでも気軽に相談ができます．コミュニケーションを図るためにも，飲み会やイベントにどんどん参加していきましょう．

　さらに，地域で開催される健康イベントでは，「お薬相談コーナー」といったブースを設けるなど，さまざまな取り組みが行われています．住民に薬剤師の職能を理解してもらえるチャンスでもあるので，もっと身近に感じてもらえるように，自分から積極的に行動するよう心がけましょう．

（長谷川洋一）

Chapter 6

番外編：実務実習生のためのポイント

Chapter 6

1 白衣を着ている以上，学生ではありません

学生かどうか分かりますか？

ファストフード店に行ったときに，「誰が社員で誰がアルバイトか判断できますか？」と聞かれれば，少しは区別できるかもしれませんが，完全に見分けるのは難しいでしょう．では，外から小学校を覗いたときに，若い先生と教育実習生の区別がつきますか？　なかなか区別しにくいですよね．同じように，多くの職員が白衣を着て動き回っている病院や保険薬局に来られた患者さんが，この人は職員で，この人は学生と区別がつくでしょうか？

患者さんには分かりません
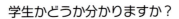

実習生の皆さんは，「自分は学生で，ここには実習に来ているだけ」という感覚で実務実習に参加しているかもしれません．確かに，指導をする薬剤師をはじめ，病院関係者からすれば皆さんは実習生です．しかし，患者さんから見れば「病院の人」なのです．

受付や救急外来の近くを学生2人で歩いていたときに，何か質問をされたとしましょう．聞かれたって分からないからと無視をして素通りすれば，患者さんにとっては「あの病院で無視された」という印象が強く残るでしょう．

また，不愛想な態度で受け答えをすれば「感じの悪い病院」という印象を与えてしまいます．名札には大学名と氏名が書かれていると思いますが，皆さんがファストフード店で店員さんの名札をいちいち見ないのと同じで，患者さんも細かく名札まで見て話しかけてはくれないのです．つまり，自分に自覚はなくても実習生の態度が病院の評判に直結する可能性があるということは認識しておいてください．

● 実習生も薬剤部員

薬剤部の中では，少々問題が起こっても「実習生だから仕方ない」と片付けられることもありますが，薬剤部から一歩外に出たら同じ

ようにはいきません.

　実例ですが,他部署の業務内容を教えてもらうために半日間の見学と講義をお願いしていたことがあります.お願いした先では講義資料を作り,実りある見学になるようにと特別な症例を用意しておいてくれると聞いていました.有意義な実習を受けることができて,学生にとって良かったと思っていたところ,「講義中に学生が居眠りをしていた」とのクレームが入りました.忙しい業務の合間に,時間も労力もかけて薬学実習生のために見学・講義をしてくれていたのに,です.このような失礼な態度があると,次回から見学・講義をお願いできなくなってしまうので,自分一人の行動がその先の全ての実習生の不利益につながってしまう可能性があるのです.

　白衣を着て実習をしているということは,周囲に対して相応の責任を負っているのだと覚えておきましょう.

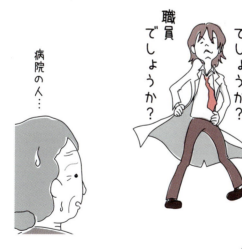

(坂野昌志)

Chapter 6

2 学生同士の会話には気を付けて

どこで誰が聞いているか分かりません

実習中だけでなく朝病院に向かう道中,お昼休み,院内の移動中,帰宅時など,学生だけで会話をする機会は意外に多いものです.そんなときに注意しなければならないのが会話の内容です.「別に公表してはいけないことをFacebookに投稿したり,Twitterで呟いたりするわけではないから会話くらいは好きにしてもいいでしょ?」と思うかもしれません.しかし,実習を円滑に進めるためには,会話内容にも注意した方がよいのです.

気を付けましょう!

● 守秘義務

実習が始まる前に,大学から病院で得た情報を漏らしてはいけないという指導があったと思います.個人情報,病院の情報などの実習中に知り得た内容全てが対象で,これがいわゆる守秘義務です.実習生の守秘義務は,直接情報を漏らしてはいけないというだけではなく,周囲の人に聞かれる可能性がある状況の中で話題にすることも含まれます.

● 噂話,文句

慣れてくると,指導薬剤師や他の医療従事者に対する噂話を耳にすることもあるでしょう.また,指導薬剤師に対する不満が募る場合もあるでしょう.そうすると,学生同士の会話の中に,噂話や指導薬剤師に対する文句などが出てくる場合があります.好ましいことではありませんが,これらの話をする場所が自宅や大学構内であれば,ガス抜きとして仕方ない面もあります.しかし,これらの話をしているところを薬剤師に聞かれてしまったらどうなるでしょうか.大変なことになるのは容易に想像できるでしょう.

また,院内のエレベーターの中など,他の医療従事者がいる場所

も同様で,何かあればすぐに指導薬剤師に伝わります.

● 学生間の無駄話

実習に来ている学生が2人以下なら特に問題はありませんが,3人以上になると仲良しグループができてしまうことがあります.同じ大学の学生が複数いる場合や,同性が多い場合などに仲良しグループが形成されやすくなります.

仲良しグループができてしまうと,実習生に深い意図がなくても無駄話が増えてしまいます.実習に関する話であれば学生同士でどんどん話してもらえればよいですが,つい会話の方向性が脱線してしまいがちですので十分注意してください.

実習中は「壁に耳あり障子に目あり」を意識し,円滑に実習が進められるようにしましょう.

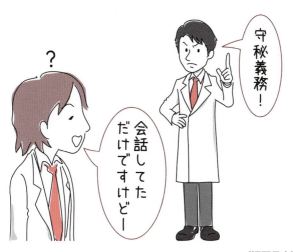

(坂野昌志)

Chapter 6

3 会話の優先順位は学生間よりも指導薬剤師と

 沈黙は金,雄弁は銀とも言いますが

　どんどん無駄話をしましょう．と筆者の病院では初日に学生に話しています．無駄話といっても，学生同士での話ではなくて「指導薬剤師との無駄話」です．

● 人間関係の潤滑油

　指導薬剤師は，実習生が来ると「自分の意見を積極的に言える子なのか？」「叱られてもへこたれない子なのか？」など，どんなタイプの学生なのかを早く見極めようとします．そして，できるだけ学生のキャラクターを考えた上で指導法を考えますが，やはりいろいろな話をしないと，きちんとしたことは分からないものです．

　そのため，調剤や注射の混注をしているとき，カルテを見ているときなど，集中して実習をしなければいけないとき以外の昼食時や休憩時間，調剤するものがなく手が空いたときなどは，世間話や趣味の話などを積極的に話しかけるようにしています．

　しかし，指導薬剤師と余計な話をしてよいか迷っているのか，あまり話が続かない学生もいます．実習に慣れてくるまでは自分からは話しかけにくいかもしれませんが，会話は人間関係を円滑にするための潤滑油です．指導薬剤師に話を振られたら，できるだけ話をしましょう．

● 実習に慣れてきたら

　実習に慣れてくると，実習内容以外の話をしてもよい時間かどうかの判断がつくようになってきます．そんな時間ができると，つい学生同士で話をしたくなるものです．

　しかし，こうした時間こそ指導薬剤師といろいろと話をするようにしましょう．実習中に質問をしようと思っても，指導薬剤師が忙しそうにしていて聞けなかった質問をする絶好の機会なのです．

● 指導薬剤師も人間です

　指導側からすると，全ての学生に対して等しく指導をしなければ

いけません．しかし，話しかけてこない学生よりも，話の内容はどんなことでもよいので積極的に話しかけてくれる学生の方が可愛く思うものです．指導薬剤師も人間です．可愛く思える学生には，少しでも良い実習になるように配慮してあげたくなりますし，通常なら教えないような話までしてしまいます．

　誰もが会話が得意なわけではないことは分かっています．しかし，積極的にお喋りをするだけで実りある実習になるかもしれません．まずは，頑張って会話してみてはいかがでしょうか．

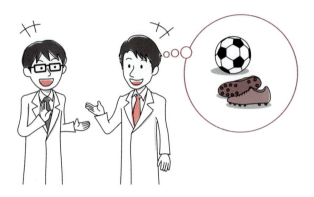

（坂野昌志）

Chapter 6

4 遊びやバイトの予定は確実に実習が終わる時間に

実習時間には幅があります

多くの病院で，実習時間は8：30～17：00もしくは9：00～17：30など，薬剤師の勤務時間に合わせた時間だと思います．実習前に行われる大学からの指導で，遅刻は厳禁であると言われていると思いますが，終了時間に関しては特に言われていないかもしれません．

通常，施設側は規定の終了時間である17：00もしくは17：30に実習が終了するように計画を立てていますが，実習内容によっては時間ピッタリに終われるわけではありません．

時間通りに終われるわけではありません

● 調剤・混注業務

調剤室，注射室での業務の場合，目の前にある処方箋，注射箋を一つずつ片付けていくため，比較的，時間どおりに実習を終了しやすいものです．しかし，調剤の途中や混注の途中で，時間だから終了とはなりません．また，複数枚の処方箋が出ていて「この処方箋の調剤が終わったら実習終了」と指示されたのに時間内に終わらなかった場合，「時間だから帰ります」と言えますか？

● 病棟での業務

病棟での実習が始まると，薬剤部内での実習ほど終了時間がはっきりしない場合が出てきます．薬剤管理指導の場合，指導予定の患者さんのカルテを調べ，話をする内容について指導薬剤師と打ち合わせをし，「頑張って指導してみよう！」という流れで指導に行くことが多いです．しかし，何度訪室しても患者さんに会えず，やっと会えたのは16：30ということも珍しくありません．当然ですが，そうなった場合には17：00に終了することは不可能です．この状況で，指導内容の評価も受けず，記録も書かず，終了時間だから帰

りますと言うことが正しい行動でしょうか？

また，薬剤管理指導が早い時間に終わっていても，指導記録が上手く書けず，何度も何度も書き直しをしているうちに実習終了時間になることも多いと思います．そんなときに，終了時間だから帰りますと言えますか？ 施設側は，実習生にきちんとした実習内容を提供する義務がありますが，実習生も指示された内容を確実に履行する義務があると考えてください．

実習生は大学生です．当然，アルバイトの予定もあるでしょうし，遊びに行く予定もあるでしょう．実習中だからといって，実習のみに専念する必要もありません．しかし，実習期間中はきちんと実習ができるよう，確実に実習が終わっている時間から予定を入れるようにしましょう．それが受け入れ施設に対する学生側のマナーです．

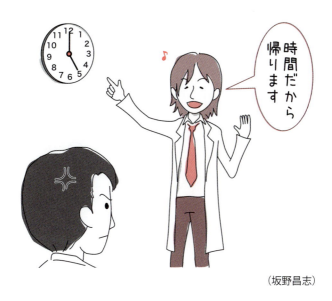

（坂野昌志）

Chapter 6

5 実習時間後や休日の遊びはほどほどに

健康管理に配慮しましょう

　実習期間中に最も心がけることは自身の健康管理です．実習期間中でも休日などに遊ぶ予定を入れることは自由ですが，遊び過ぎてかぜを引くなど体調を崩し，せっかく病気を治すために来院・来局されている患者さんに対して病気をうつすようなことは絶対にあってはいけません．また，症状などで自分の仕事の能率や効率も悪くなってしまうので，そうならないためにも遊びはほどほどにして体調には気を付けましょう．かぜは，ほとんどの場合，ウイルスによって感染します．すなわち，かぜの予防は，「ウイルス感染」を防げばよいわけです．

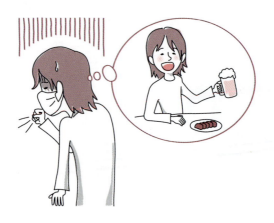

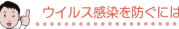
ウイルス感染を防ぐには

では，ウイルス感染を防ぐためには，どのようなことに注意する必要があるのでしょう．基本は「ウイルスを避けること」と「ウイルスに負けない健康な身体を維持すること」ですが，以下にポイントをまとめます．

● 人混みを避ける

実習のストレス（？）から，休日は友達と騒ぎたいのは分かりますが，疲れがたまる実習期間中は免疫機能が低下してかぜを引きやすくなります．ウイルス感染を防ぐために，できるだけ外出は避けましょう．どうしても外出しなければならないときは，人混みを避けたり，マスクをつけたりするなどしましょう．

● 栄養・休養はしっかりとる

バランスのとれた食事を心がけ，休日はしっかり休養して身体を休めるなど，健康管理に努めましょう．

● のどの保湿に気を配る

ウイルスは，低温・低湿度に強いことから，気温が低く，空気が乾燥する冬は，ウイルスの活動が活発化し，感染リスクが高まります．身体を温かくして，加湿器などを使って乾燥を防ぐようにしましょう．また，のど飴をなめたり，飲み物を飲んだり，こまめなうがいをしたりして，のどの潤いを保つようにしましょう．

● 手洗いとうがいを徹底しよう！

実習先に行ったときや外出先から帰宅したときはもちろん，家族にかぜを引いた人がいるときは，手洗いとうがいを徹底して行いましょう．インフルエンザや流行性角結膜炎などの流行性疾患が流行している時期は，いつもより丁寧な手洗いとうがいを心がけましょう．

（池田義明）

Chapter 6

6 提出物の期限を「忘れました」ではすみません

試験だけではありません

　人は完璧ではありません．間違えたり，忘れたりすることは仕方がないことですが，医療現場では，それが人命を奪うことにもなってしまいます．

　大学の授業では，評価のために筆記試験をしたり，課題のレポートを提出することがあります．そこには，当然ながら，合格基準や提出期限といったルールが示されます．ここでのルールは評価のためのものさしでもありますので，ルールを遵守することができるかどうかが重要です．

　時々，レポートの提出を期日までに出せない，あるいは出さない学生がいます．理由を聞くと「期日を間違えていました」「忘れていました」などと平然と答えます．時には，「知りません」「聞いていません」などと疑うような対応に驚くことがあります．

　さて，この応答を医療現場における業務に置き換えてみるとどうでしょうか．予定されていた薬剤の投与の期日を間違えたり，調製を忘れたりといったことが取り返しのつかない事態を生むことになると想像できますよね．

期限を守りましょう

　実務実習は，大学の授業の一環として行われます．また，実習中にはさまざまな課題も出ることでしょう．課題に取り組む様子は皆さんの態度が表れます．したがって課題などの提出物の期限を忘れるということは，薬剤師としての心構えを忘れることと同じと捉えてもよいでしょう．「1回くらいなら許してもらえるかも」「これくらいなら大丈夫では？」と考えているとすれば，考えが甘いと認識すべきです．心当たりのある人は，もう一度，基本に立ち返りましょう．

（長谷川洋一）

Chapter 6

7 実習が有意義になるかどうかは自分次第です

有意義にならないのは

大体において「実習が有意義にならない人」というのは,「言われたとおりにやる」ことが苦手です.「考えなくてもいいところ」で,しつこく考え込んでしまうのです.「教えてもらったこと」を素直に実行するという行動が取れないで,あくまで「自分自身のやり方」を模索したがるのです.自己本位で意固地な態度が,「素直」に言われたとおりにやることを邪魔しているのです.

学びには「素直さ」が必要

皆さんは,これまでに努力をして,多くのことを学んできました.いよいよ,実務実習では初めて本当の患者さんを相手にして,これからの自分が薬剤師となる土台を築く大切な段階です.学習してきたとはいえ,十分な知識や経験が備わっているわけではなく,自分一人でできることも限られています.実務実習を有意義にできるかどうかは,その限られた状況の中でも積極的に行動できるかどうかにかかっています.また,指導薬剤師の指導を受けたときは,今の自分に足りない部分を言ってもらっていると素直に受け止めることが大切です.誰しも最初から「上手な服薬指導ができる」わけではありません.最初は,「どうやったらいいのかなんて全然分からない」状態です.したがって,「教えを学ぶ」ことになります.「学ぶ」という言葉は,「真似る」が「まねぶ」に変化し,「まなぶ」に変わっていくことで生まれた言葉とされています.全ては,師匠のやりようを自分で「真似て」,少しずつ自分のものにしていくのが,「学び」というものの本質だというのです.真似しながらその「教え」をじっくり考えることが大切です.まずは,その「教え」を丸呑みして,丸ごと真似できるだけの「素直さ」が,「学び」には必要です.

(池田義明)

Chapter 6

8 居眠りはしっかり見られています！

見られていないと思っていませんか？

慣れない環境では，肉体的にも精神的にもストレスがかかるものです．ましてや実務実習では，出会う薬剤師や患者さんなど，初めての方ばかりで緊張の連続です．対人関係での疲労もたまる中で，指導薬剤師や，時には他の職種の方の説明を聞いたり，積極的に勉強会に参加するようにと言われたりします．聞いていても専門用語が理解できずに話の内容が分からないと，どんどん一過性の意識障害（居眠り）が出始めます．特に，昼食後の講義は，睡魔との闘いです．自分では，しっかりと聞いているつもりでも，相手から見ると，明らかに居眠りしているのが分かります．また，部屋を暗くすることが多いパワーポイントを使った説明の時は，ほとんどの学生の頭が垂れていることもあります．居眠りする学生が多いと，実習態度が悪いと評価され，次年度からの実習を断るといった事例もありますので，人ごとではありません．

実習は今しかできません

自分の居眠りだけは見られていないと思っていても，しっかり見られていることを意識しましょう．自分の行動は，全体の印象にも影響しているものです．また，実習施設での講義や説明には，大学では学べない内容が多く含まれています．大学で学んだことが現場でどのように実践され，取り扱われているのかなど，常に興味と疑問を持っていれば，眠気もでないのではないでしょうか．

実習は時間が過ぎればよいと考えていませんか？ 実習は今しかできません．「あの時，ちゃんと聞いておけばよかった」なんてことを後で考えても"後悔先に立たず"です．今，学ぶべきことをしっかりと学ぼうとする気持ちが大切です．もし，眠気が出始めたら，座っている場合は座り方を変えてみたり，少し身体を動かしてみるなど，自分なりの対処法を持つとよいでしょう．

（長谷川洋一）

Chapter 6

9 やりたいことをするのが実習ではありません！

取捨選択は身になりません

「将来は薬局に行きたいので，病院の注射業務はほどほどでいい」「将来は企業の開発に進みたいので，病院の治験業務だけは詳しく学習したい」など，皆さんの周りにも同じようなことを言う人が何人かはいると思います．将来に役に立つことを中心に学びたいという気持ちは理解できます．しかし，実務実習において，「これは学ぶ，あれは学ばない」「あの病棟は楽しそう」などと，取捨選択して得た表面だけの知識は，自分の血となり肉となることはありません．

何事にも積極的に

夢中になって頑張った事実だけが，その後の薬剤師としての骨格になります．どんなに簡単で，くだらないことと思っても，目の前のことを夢中でやってみましょう．そんな人に運は訪れます．神は細部に宿るのです．スティーブ・ジョブズの書いた『神の仕事術』に，「やりたいことをやれ，仕事に革命を起こせ」とあります．確かに，将来就く仕事でやりたいことができれば，最高の幸せの一つです．しかし実務実習では，モデル・コアカリキュラムが設定され，全てを実施することで，将来どのような分野に進んだ場合にも共通に必要となる薬剤師の基本的な資質と能力を習得できます．実習は，やりたいことだけをやるのではなく，患者さんのために何事も夢中になって積極的に学習することが大切です．

（池田義明）

Chapter 6

10 見学時や説明を受けるときの態度も大切です

こんなことしていませんか？

病院や薬局といった施設で，一般に入ることのできない関係者以外立入禁止区域など，施設の内部まで見ることができるのは実務実習ならではの体験です．

そのような環境が用意されているのは，6年制薬学教育により，薬剤師を養成するといった教育の目的と，学生が薬剤師の行為に相当していることが共用試験の合格によって担保されるからです．

このように，6年制薬学教育は，とても高い意識のもと実施されていますので，施設の見学や説明時に居眠りしていたり，腕組みしたり，ガムを噛みながら説明を聞いたりするのはいかがなものでしょうか．また，白衣のポケットに手をいれたまま院内を歩いていたり，履き物のかかとを踏んでスリッパのように音をたてて歩いたりといった姿は，第三者から見て決して気持ちの良いものではありません．このような学生の行動や態度が指摘され，実習や見学を断られることもあります．

マナーを大切に

大学内とは違い，一般社会の中での実習ということを念頭に置いて振る舞うことが大切です．ましてや，自分の態度が大学全体の評価にもつながりますので，マナーを意識して行動することが求められます．

「聞いていない」「教えてもらっていない」「だから分からない・しない」のではなく，主体的に学ぶ姿勢が必要です．実習先では一人の大人としての社会常識が備わっているかどうかも見られています．

(長谷川洋一)

Chapter 6

11 携帯電話の使用は,実習施設の指示に従おう

これまでの携帯電話の常識

病院での携帯電話の使用について,皆さんはどのように考えていますか? これまで,不要電波による障害を防止し,除去するための対策を協議する電波環境協議会では,医療機関での携帯電話の使用について「診察室や病室では電源を切ること」という指針を示していました.各医療機関では,この指針に応じてルールが定められたため,病院での携帯電話の使用は NG と思われている方が多いのではないでしょうか.

適切な使用方法を遵守しましょう

時は流れ,状況の変化とともに携帯電話の普及,医療機器の電磁的耐性に関する性能の向上などを踏まえ,同協議会は 2014 年 8 月に新たな指針を示しました.この指針では,医療機関内のエリアに応じて,携帯電話の適切な使用方法が示されています.例えば,①診察室では「使用を控えることが望ましいものの,電源を切らなくてもよい」,②病室では「メールや Web サイト閲覧はよい」,③待合室・ロビー・エレベーターホールなどは「通話・メール・Web サイト閲覧,どれもよい」,④手術室・集中治療室・検査室などでは「影響を及ぼした場合に高リスクな生命維持管理装置などの医用電気機器が多くあることから原則禁止とし,電源も切る」ことになりました.しかしこれらは,電波障害のみを考慮した上での判断であり,いずれの場合もマナーへの配慮が必要です.共用空間での携帯電話端末による通話などは,患者さんの静養の妨げになるため,実習時間内の通話や白衣を着用したままの通話はやめるとともに,マナーモードへの設定のみならず,バイブレーターの作動時間も短く設定しておくとよいでしょう.スマートフォンは,情報収集ツールに利用でき便利ですが,病院の指示に従い持ち込み可能な範囲を遵守しましょう.

(池田義明)

Chapter 6

12 日誌を書く意味を考えよう

たかが日誌と思っていませんか？

　実務実習では，毎日，いろいろな体験があります．そして，そこから何かを学び，気付きを得ることも多々あります．でも，それをいつまでも覚えているという保証はありません．大学から日誌は毎日記載するように指示されているから書いているという気持ちでいると，内容もその程度のものになってしまいます．日誌の目的が，毎日単にやったことを記載することだけなら，その人にとっての学びは何でしょうか．また，指導薬剤師は，日常業務の最中や時間外に，実習生のために時間を割いて日誌を見ています．そこで，一週間まとめて週末に仕上げた日誌や，インターネットで調べたことを転記するだけであったり，3行メールのようなちょっとした感想だけであったりするなど，内容のない日誌を見たら，どんな気持ちになるでしょうか．

日誌は振り返るためのもの

　実習を通した学びや気付きは，数値で評価することはできません．個々の実習の成果や成長の証は，日々の実習を自らが振り返り，記録として残す以上に良い方法はありません．いわゆる自己評価を行うことができるツールが日誌です．最近の呼び方をすれば，ポートフォリオになります．実習をやりっぱなしのまま終わらせないために，自分が行ったことを振り返り，自分にフィードバックして自己評価を行いましょう．この日々の繰り返しが，自己の成長を支援することにつながります．また，指導薬剤師からも，日誌を読んで気付いたことなどをコメントされることがあります．聞いただけでは忘れてしまいますが，日誌に記されていれば，ずっと記録として残ります．自分の学びの証であり，貴重な財産になることでしょう．そのため，日誌は毎日欠かさず書きましょう！

（長谷川洋一）

Chapter 6

13 職員不在時に電話がかかってきたら…

緊急連絡の可能性も

電話は仕事をするには欠かせないコミュニケーションツールです．顔が見えない電話では，会って話すとき以上に表情や態度が大切になります．緊急連絡の可能性があるため，学生だからといって，職員不在時に電話に応答しないわけにはいきません．

適切に対応するために

職員不在時に電話がかかってきたら，メモとペンを用意して，速やかに対応しましょう．4コール以上待たせた場合は，「大変お待たせしました」の一言を加えます．まずは，「薬学部実習生の○○です」と自分の所属と名前を伝え，相手を確認します．相手の名前をメモに取り，「○○部の○○様でよろしいでしょうか」と復唱して確認します．「こんにちは！」「お世話になっております」などの挨拶をしてから，要件を確認しましょう．取り次ぐ相手が不在の場合は，例えば「申し訳ございません．○○は不在にしております．戻りましたら電話があったことを伝えます」と不在を詫びて，いつ頃戻るか，戻った後に折り返し連絡が必要かなどの情報提供や提案をします．また，要件を聞いた場合は，「復唱します．要件は，○○でよろしいでしょうか．○○に伝えておきます．実務実習生の○○が承りました．失礼いたします」などと復唱し，挨拶をします．相手の名前や電話が来た時間などが書き込める自作の伝言メモを作成しておけば，聞き漏らや聞き忘れがなく，職員に確実に伝えることができて便利です．なお，職員不在時の対応については，各医療施設で異なりますので，事前に指導薬剤師に確認しておきましょう．

（池田義明）

Chapter 6

14 学生同士のトラブルが起こったら

トラブルメーカーにならないように

実習中に起こると困るトラブルにはさまざまなものがありますが，中でも学生同士の揉め事は，起こると困るトラブルの一つです．トラブルの発端は些細なことでも，放っておけば実習が円滑に進まなくなるばかりか，場合によっては実習を中断せざるを得ない事態にまで発展する可能性もあります．

必要のないことは話さない

複数の学生が実習に来る場合，同じ大学から複数の学生が参加することがあります．同じ大学の学生であっても，面識がない場合もありますが，学内での評判や噂話は知っているということもあります．それらの情報を，実習先で他大学の学生や指導薬剤師に話したらどうなるでしょうか？ 学業成績が優秀，運動部での成績が凄いといった良い方の噂であれば問題ないでしょう．しかし，良い噂ではない場合はもちろんですが，大したことではないと思う噂であっても，暴露される側からしたら非常に嫌な思いをする場合もあります．

噂話を暴露されたことで傷つき，実習先に行けなくなるほど精神的に追い詰められて実習が継続できなくなってしまった場合，責任が取れますか？ 噂話を広める側は軽い気持ちで悪意がなくとも，暴露される側が嫌な思いをするという状況は紛れもなくハラスメントの一種になります．

そのため，実習先で他の学生のプライベートに関する話をすることはやめましょう．

● 実習の進捗状況は人それぞれ

実習をしていく中で，要領よく実習を進めることができる実習生もいれば，上手く実習を進めることができない実習生もいます．できる限り同じレベルで実習を進めてもらえるように指導しますが，

実習生の中でも習得状況に差が生じてしまうのが現実です.

そうなると,実習生の間で差別意識と言うのは言い過ぎかもしれませんが,軽いノリでさげすんだ発言が聞かれるようになる場合があります.このような発言も,言われる側からすればストレスになり,積み重なれば大きな問題になる可能性があります.

さまざまな場面で言われることですが,相手の気持ちを考えて発言するように気を付けましょう.

● トラブルが起こったら

上記以外でも,思いがけない形でトラブルが起こることがあります.トラブルが起こったら,ハラスメントの場合と同じように一人で抱え込まず,指導薬剤師に相談するようにしましょう.指導薬剤師に相談しにくい場合は,必ず大学の窓口に相談するようにしましょう.

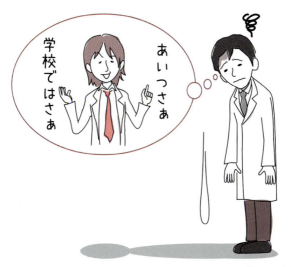

(坂野昌志)

Chapter 6

15 指導記録の書き方は最低限学んでから実習に行きましょう

実習先は幼稚園ではありません

手とり足とり，何でも教えてもらえると思って実習に行くのは大間違いです．臨床実習を行う意図を考えれば分かると思いますが，実習には臨床での薬剤師業務を経験しに行くのです．疾患についても，実際の症例を通じて治療方法や薬剤師の介入ポイントを学ぶのです．そのための準備として，CBT（Computer-Based Testing）をクリアしているのですから，最低限CBT程度の知識・技能はきちんと身に付けて実習に臨みましょう．

事前学習は大切です

● 代表的な薬の知識

代表的な薬の知識は多くの実習生が身に付けています．身に付けていると言っても，あくまでも一般名と代表的な効能・効果が分かるといった程度ですが，この点については臨床で使い方などを学んでもらえばよいので，筆者の施設では代表的な薬剤について多少の知識があれば許容範囲と考えています．ただし，施設ごとに考え方が異なりますので，できる限り勉強しておいてもらう方がよいでしょう．

● 注射混注手技

注射の混注手技，無菌操作に関しては大学での実習では十分ではありません．しかし，この技術こそ実習で学ぶべきものの一つですので，教科書レベルの知識を持って実習に臨んでもらえればよいでしょう．

● 薬剤管理指導

さて，本項のテーマになっている「指導記録の書き方」です．薬剤管理指導記録（以下，記録）を書く際には，SOAP形式で記載することや，項目ごとの記載方法を学んでから実習に来ているはずで

すが，不思議なことに，まったく記録が書けない実習生が少なくありません．さらに，記録の書き方は実習時に教えてもらえばよいと考えている様子の実習生もいるのです．

基本を押さえて記載されている記録を「他職種とも共有できる薬剤師の記録」とするための指導は喜んで行いますが，基本的な知識もなく自己流で書かれた記録を読むのは，指導薬剤師側からすると，正直言ってウンザリしてしまうのです．

繰り返しになりますが，実習は臨床で薬剤師が行っている業務を学ぶ場です．長いようで短い実習期間を有意義に過ごすためには，実習生も実習に臨む「準備」をしておきましょう．

また，本書のChapter 7「指導記録の書き方」（p155）をマスターして実習に臨んでみてください．きっと，実習時に指導薬剤師に驚かれるでしょう．

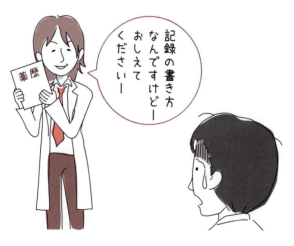

（坂野昌志）

Chapter 6

16 注意を受けたら（怒られたら）すぐに連絡を！

「ほう・れん・そう」はなぜ大切なの？

　実習中の指導薬剤師とのコミュニケーションで一番大切なのは，報告・連絡・相談の「報連相」です．なぜ報連相は大切なのでしょうか．それは，実習中は多くの人との繋がりが不可避であり，指導者との意志の疎通を図る必要があるからです．指導する薬剤師は1人とは限らず，多くの患者さんや医療スタッフの協力を得て実習を行います．たった一人で全ての実習を行うことはあり得ません．人と人とは言葉を介して意志の疎通を図ります．たとえ同じ釜の飯を10年食べ続けてきた仲間であっても，テレパシーで相互に完全に理解し合うことはできません．人が人を理解するには，言葉を使って伝えなければなりません．「報連相」が大切だと言われる理由はここにあります．

「ほう・れん・そう」のタイミングは？

　ところで，「報告」と「連絡」の違いはご存知でしょうか．報告は，自分の現状を知らせることにあります．毎日記載している日誌がこれに該当します．「連絡」は，その時折々で発生した事実を関係者に知らせることにあり，事実の周知が目的です．自分がどう思ったとか何を感じたかとか，そういうものは必要なく，基本的には事実を関係者に知らせる作業です．例えば「先ほど，○○先生に注意を受けました」や，「○○先生に助言をいただきました」などです．中でも，前者はできるだけ早く指導薬剤師に連絡します．いつ，どこで，何が起きたのかなどの事実を忠実に伝えましょう．対応が早ければ，ダメージを最小限に留めるだけでなく，早期に信頼回復が可能な場合も多々あります．実務実習においても，大きな話題ではなくても，時として大問題となる場合があります．連絡は，第三者に伝言を依頼すると内容が正しく伝わらなかったり，遅れて伝わったりするため，必ず自分で直接伝えるようにしてください．

（池田義明）

Chapter 6

17 実習終了後はお礼とお礼状を

さまざまな方の支援を受けています

　実務実習では，病院や薬局でさまざまな体験ができるように指導薬剤師が中心となって準備をしてもらっています．全ては，将来，薬剤師となって活躍して欲しい，薬剤師としての責任を果たせる人材に育って欲しいとの期待から，各施設での薬剤師業務を体験させてもらっているのです．また，薬剤師のみならず，医師，看護師，臨床検査技師などの他職種の協力もあって，初めて実習ができます．自分が学習するために，薬剤師になるために多くの人が関わっているということに感謝の気持ちを忘れてはなりません．

　その中でも，指導薬剤師は，通常の業務を進めながら学生の日誌を読み，それにコメントしています．学生の学習をサポートする，人を育てる，共に学ぶなど，豊かな人間性，高い倫理観を備えていなければできるものではありません．

感謝の気持ちを言葉にしよう

　実務実習を終えた際には，指導していただいた方々へ，自分の口から，自分なりの言葉で「お世話になり，ありがとうございました！」と是非ともお礼を述べましょう．そして，社会のマナーとして施設に対するお礼状も送ることが望まれます．その際，型通りの内容だけでは，「せっかく長い間親身に指導してきたのに…」と指導薬剤師はがっかりしてしまいます．実習を通じて成長できたことやこれからの目標などを添えることで，本当の感謝の気持ちを伝えることができるのではないでしょうか．

（長谷川洋一）

Chapter 7

指導記録の書き方

Chapter 7

1 指導記録の考え方と大切さ

　診療記録は医療従事者として関わったことや介入したことを記録として残すものです．別項（p95）でも述べたように，カルテに記載されている診療記録は，さまざまな医療従事者の情報源となります．薬剤師の記載する記録も他職種の情報源にならないといけません．そのためには分かりやすく簡潔に記載し，他職種に見てもらえる記録を記載しなければいけません．薬剤師が記載する記録をどのような形式で記載するかという規定はありませんが，施設内での統一は必要です．さまざまな医療従事者が記載する記録はSOAPで記載されることが主流となっています．SOAPで記載する場合も，簡潔に記載するための各施設でのルールがあった方がよいでしょう．例えば，薬剤師の行ったことはS・O・A・Pのどこに記載しますか？具体的には「用量・用法を説明した」などです．SOAPについて解説された書籍はたくさんあります．書籍によって「O」に記載するものや，「P」に記載するものがあります．どちらでもよいとは思いますが，各施設で統一する方がいいでしょう．ある人は「O」に書き，ある人は「P」に書くということでは統一性がありません．ちなみに，筆者らの施設の場合は「P」に記載しています．

〈寺沢匡史〉

Chapter 7

2 指導記録の書き方の基本

今回は，指導記録の記載方法として一般的に使用されているSOAPによる指導記録の書き方の基本を説明します．筆者らの施設の場合，POS（Problem Oriented System）の考え方（p94）を用いた薬剤管理指導を行っており，指導記録は下記のように見出しとして問題点を明確にし，その後にSOAPを記載しています．

```
#：問題点・・・・・・・・・・・・
S：・・・・・・・・・・・・・・・
O：・・・・・・・・・・・・・・・
A：・・・・・・・・・・・・・・・
P：・・・・・・・・・・・・・・・
```

問題点が複数あるときは，問題点ごとにSOAPを記載します．

薬学的アセスメントをするためには

まずはSOAPの一般的な記載ルールと，簡潔に記載するためのポイントを表7-1に示します．

SOAPはS，Oは誰が書いても大体同じように記載できますが，Aを書くのが難しいとよく言われます．「薬剤Xを飲み始めてから気分不良があるが副作用なのか？」「薬を1回飲み忘れたことはノンコンプライアンスになるのか？」「疼痛コントロールに不安がある様子だが鎮痛薬は追加・変更する方がいいのか？」などをアセスメントに記載するか悩む方は多いと思います．しかし，悩まなくても大丈夫です．アセスメントは薬剤師個々の考え方なのです．考え方，感じ方は薬剤師それぞれ違います．間違いなんてありません．自分の思ったこと，感じたことを書くことがアセスメントです．自信がなければ少し濁して書いてみてはどうでしょうか．例えば「気分不

表 7-1 SOAPの一般的な記載ルールと簡潔に記載するためのポイント

	一般的な記載ルール	簡潔に記載するポイント
S (Subjective): 主観的情報	患者の訴えを聞き，患者が話した内容を記録する．	必要事項を簡潔に書く．余計なことは書かない．
O (Objective): 客観的情報	客観的情報を個人の判断や解釈を入れずに事実(処方内容や検査値)を記載する．	処方内容や検査値などは基本的に電子カルテを参照．指導の中でキーになる薬剤，検査値のみ記載する．例えば，計算したCcr，ワーファリンの投与量とPT-INRなど．
A (Assessment):評価	SとOの情報を分析，統合し薬剤師として判断・評価を行う．	薬剤師として思ったことや考えたことを記載する．
P (Planning):計画	Aに基づいた計画を具体的に記載する．	薬剤師の実施したこと，次回の確認事項を簡潔に記載する．

良の原因は薬剤Xか」「飲み忘れがあるようなのでコンプライアンスに注意した方がいいだろう」のように記載したらよいと思います．これなら気軽に書けるのではないでしょうか．これを医師や看護師が見て，薬剤師の思っていることが伝わればいいのです．

問題点の明確化

別項（p94）でも述べたように，薬剤師が薬物治療に貢献するためには患者の問題点を明確にし，それを解決していかなければいけません．つまり，POSを用いた患者指導を行うということです．記録には問題点を明確に記載することが大切です．問題点を記載しなくても，特に診療報酬の算定に影響があるわけではありません．しかし，医師のカルテには必ず問題点（病名，疑い病名も含む）の記載がありますし，看護師の看護記録にも看護問題が記載されています．薬剤師も，薬剤師が何に関わっているかを明確にするために，薬学的問題点を挙げる方がいいでしょう．

問題点を簡単に記載する方法は，まずはSOAPを記載することです．そうすると，アセスメントしたことが問題点になってきます．

例えば,
　A：コンプライアンス不良　　→問題点：ノンコンプライアンス
　A：痛みが強いようだ　　　　→問題点：疼痛コントロール
というように「アセスメント≒問題点」となります.

　問題点は簡単に記載してもかまいませんが,例えば「疼痛コントロール」と挙げるより,「術後の疼痛コントロール」「オピオイドによる疼痛コントロール」とした方が,問題点はさらに明確になります.

　また,ステロイドや抗がん剤を服用している患者は,コンプライアンスだけでなく,副作用や効果,投与量などさまざまな問題点に介入しなければいけません.そのようなときは「薬物治療管理：プレドニゾロン」などと挙げ,ステロイド療法の管理を薬剤師がしていることを明確にすればいいでしょう.また,問題点を挙げる上で中心となるのは,薬剤師や薬ではなく,患者であることを忘れてはいけません.薬剤師はついつい薬にばかり目が向きます.患者の訴えをしっかり傾聴し,本当に患者が困っていることを問題点として明確にすることが大切です.

〔寺沢匡史〕

Chapter 7

3 症例で学ぶ指導記録の書き方

　ここまで述べてきたことを踏まえて，次の患者情報と薬剤師と患者の会話から患者の問題点とSOAPを考えてみましょう．

症例1　オピオイド導入患者への介入事例

Kさん　72歳男性　体重：50 kg　病名：胃がん
既往歴：胃がん手術（69歳）　アレルギー，副作用歴：なし

〔入院までの経緯〕

　3年前，Y病院にて胃がんの手術を施行．その後，再発があり，化学療法〔TS-1®＋シスプラチン（CDDP）〕を数クール実施していた．今年の4月後半より倦怠感，疼痛が強くなったため食事摂取が低下し，体重は5 kg減少した．5月に入りゴールデンウィーク中は症状を我慢していたが，7日にY病院の外来を受診し，緩和ケア目的で入院となった．

● **持参薬（持参薬は続行指示あり）**

ロキソプロフェンNa錠60 mg	1回1錠	1日3回	毎食後
テプレノンカプセル50 mg	1回1錠	1日3回	毎食後
酸化マグネシウム錠330 mg	1回1錠	1日3回	毎食後
			自己調整可

● **入院後の処方**

オキシコドン錠5 mg	1回1錠	1日2回	12時間ごと
			7日分
オキシコドン散5 mg	1回1包	疼痛時	10回分
ベタメタゾン0.5 mg	1回2錠	1日1回	朝食後
			7日分
プロクロルペラジン錠5 mg	1回1錠	1日3回	毎食後
			7日分

3 症例で学ぶ指導記録の書き方

● 臨床検査値（入院時）
AST：12 IU/L, ALT：13 IU/L, Scr：1.20 mg/dL, CRP：1.26 mg/dL, WBC：4,800/μL, RBC：310万/μL, Hb：9.8 g/dL

● 医師からの情報
麻薬の服用については抵抗を感じている様子．オピオイドの投与量の調整が必要．

● 看護師からの情報
家では薬剤は自己管理しており，入院中も自己管理となる．麻薬のみ看護師が1回分ずつ配薬．

● 初回面談
薬剤師：こんにちは，薬剤師の○○といいます．痛みはいかがですか？　入院してから薬が追加になっていますが….

Kさん：ついに麻薬だってさ．もうダメなのかな．
　　　まだ1回飲んだだけだから何とも言えないけどね．
　　　痛い時に飲む薬もあるけど薬にばかり頼るのもイヤだし．
　　　入院前に飲んでいた痛み止めも1日に3回も飲まないようにしていたんだよ．

薬剤師：麻薬と聞くと少し抵抗がありますが，分類上麻薬ということで強めの痛み止めだと思ってください．

Kさん：これまで病気もしなかったし，薬を飲むこと自体に抵抗があるんだよね．でも，この何とも言えない痛みを何とかしてほしい….今はそれだけだよ．
　　　麻薬の痛み止めが増えたけど，前から飲んでいるロキソプロフェンも飲むんだよね？　2種類もいるの？

薬剤師：オキシコドンとロキソプロフェンは作用が違います．違った痛みにそれぞれ効果があります．オキシコドンの方はどちらかといえば鈍痛に，ロキソプロフェンは鋭い痛みに効くと言われています．

Kさん：そうか….それなら両方飲んだ方がいいのかな….
　　　痛みに関してはすっきりしないとしか言いようがないなぁ．

薬剤師：オキシコドンには気分が悪いとか，眠い，便秘などの副作用がよく出ると言われています．まだ飲んだのは1回で何とも言えないと思いますが，何か症状はありますか？

Kさん：便秘はもともとあるし，最近，あまりご飯を食べられてい

　　　　　なかったから…．便は2～3日出ていないかな．気分が悪
　　　　　いとか吐き気はないね．眠気も今のところ大丈夫．
薬剤師：副作用の吐き気予防にプロクロルペラジンという薬を飲ん
　　　　　でもらっています．これから排便の状況や眠気の状況も教
　　　　　えてくださいね．
Kさん：分かりました．やっぱり痛みを取りたいので今は我慢せず
　　　　　に薬を飲むことにするよ．頓服の薬は1回飲んだら6時間
　　　　　とか空けないとダメなの？
薬剤師：頓服の薬を飲む回数や間隔は決まっていません．いつ飲ん
　　　　　だか，1日何回飲んだかを考慮して，その回数から1日2
　　　　　回飲むオキシコドンの量を検討します．だから我慢せずに
　　　　　痛いときは飲んでください．
Kさん：ところで，ベタメタゾンっていう薬はステロイドって書い
　　　　　てあって，説明書にも副作用がたくさん書いてあるけど何
　　　　　のために飲んでいるの？　ただでさえ麻薬を飲んでいるの
　　　　　に副作用の多い薬を飲むのはいやだなぁ．
薬剤師：ベタメタゾンは痛みを和らげるだけでなく，食欲不振や倦
　　　　　怠感にも効果があります．
Kさん：食欲はないし，倦怠感があるからねぇ．
薬剤師：ベタメタゾンはステロイドの中でも比較的副作用が少ない
　　　　　といわれています．ただ，この説明書に書いてあるような
　　　　　副作用は出る可能性がありますので，何か変わったことが
　　　　　あれば言ってくださいね．他に何か聞いておきたいことは
　　　　　ありますか？
Kさん：今は痛みを取ってもらうこと….それだけかな．
　　　　　今後の治療はその後に考えるよ．
薬剤師：それではまた来ますね．頓服の服用状況や薬を飲んで何か
　　　　　変わったことがあったら教えてください．お大事になさっ
　　　　　てください．

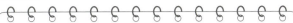

● 記載例

```
#: オピオイドによる疼痛コントロール
S: 薬を飲むこと自体に抵抗があるんです．でも痛みを取りた
   いので今は我慢せずに薬を飲むことにします．
   便秘はもともとあります．食欲はなく，倦怠感があります．
O: オキシコドン錠5mg 1回1錠1日2回，オキシコドン散
   5mg 頓服
   Ccr 39.4 mL/min
A: 疼痛コントロール不良．薬剤に対する抵抗感がある．
   もともと便秘があるので今後のオピオイドの増量でさらに
   悪化する可能性もある．
   腎機能が悪いので下剤の選択には注意．
P: 新規処方について用量・用法，副作用を説明した．オキシ
   コドン散の服用方法を説明した．
   疼痛コントロール，食欲，倦怠感を確認．レスキュードー
   ズの服用状況確認．
   オピオイドの副作用（便秘，吐き気，眠気）確認．
```

　この記載はあくまでも筆者の回答例です．違ったアセスメントや問題点が挙がった方もいると思います．また，「S」と「O」は同じような記載になった方も多いと思います．ポイントは不要な部分をどれだけ削れるかです．「S」は問題点に関することを中心に記載し，「O」はキーになる薬剤，検査値だけを記載しました．アセスメントを見ると，疼痛コントロールだけでなく，麻薬への抵抗感，便秘，オピオイドの副作用の可能性などさまざまな問題点を挙げることができると思いますが，問題点としては「オピオイドによる疼痛コントロール」ということにまとめ，薬剤師の介入ポイントを明確にしました．「P」に関しては説明内容と次回確認事項を簡潔に記載しました．

Chapter 7

 症例2 手術前の初回面談

Aさん　75歳男性　体重：68 kg
既往歴：高血圧症，糖尿病，脂質異常症
アレルギー，副作用歴：なし（カルテからの情報）
〔入院までの経緯〕
　健康診断で便潜血陽性を指摘され，内視鏡検査施行．S状結腸がんと診断され，腹腔鏡手術目的で入院となった．

● 持参薬（△△クリニックより）
低用量アスピリン錠 100 mg　　　1回1錠　1日1回　朝食後
ニフェジピン徐放錠 10 mg　　　　1回1錠　1日2回　朝夕食後
ロスバスタチンCa錠 2.5 mg　　　 1回1錠　1日1回　夕食後
イコサペンタ酸エチル顆粒 900 mg
　　　　　　　　　　　　　　　　1回1包　1日2回　朝夕食後
　一包包装　朝：14包（抗血栓薬は別包），夕：18包　持参

● 医師の持参薬に関する指示
　持参薬は絶食の間は中止し，食事再開後の状況を見て再開を検討．

● 臨床検査値〔入院前（3週間前）〕
　AST：16 IU/L, ALT：12 IU/L, Scr：1.49 mg/dL, BUN：24.8 mg/dL, RBC：450万/μL, WBC：7,700/μL, Hb：12.5 g/dL, Plt：16.1万/μL

● 入院後の処方
　手術当日を含め3日間，セフメタゾールNa 0.5 gを1日2回点滴

● 初回面談〔入院当日（手術前日）に訪問〕
薬剤師：こんにちは，入院中のお薬の管理をさせていただきます，薬剤師の○○です．よろしくお願いします．
Aさん：よろしくお願いします．
薬剤師：Aさんは，普段から飲んでいる薬は持ってこられましたか？　見せてもらってよろしいでしょうか？
Aさん：うん，持ってきたよ．血圧の薬とコレステロールの薬です．血をサラサラにする薬は言われたとおりやめているよ．顆粒のコレステロールの薬もやめているよ．

薬剤師：薬を飲み忘れることはありますか？
Aさん：朝の薬は忘れずに飲んでいるけど，夜は外食があると飲み忘れてしまうね．それでも血圧は今は120 mmHgくらいで安定しているよ．
薬剤師：薬は携帯されていないのですね．外食はどれくらいの頻度ですか？
Aさん：薬は家に置いています．うーん，外食は多くて週に2回くらいかな．
薬剤師：分かりました．入院中はちゃんと飲めそうですか？
Aさん：それは大丈夫，一つにまとめてもらっているからややこしくもないしね．
薬剤師：分かりました．ではお薬はお返ししておきますね．何度か聞かれていると思いますが，薬が合わなかったことや副作用が出たことはありますか？
Aさん：すごく昔の話だから言ってなかったんだけど，40年くらい前にかぜの時にもらった薬で顔が真っ赤に腫れたことがあるよ．薬の名前は覚えてないね．痛み止めか解熱剤かな….
薬剤師：それ以外で何かありますか？　最近かぜを引いたときにもらった薬ではどうでしたか？　抗菌薬など服用しても特に何もなかったですか？
Aさん：それ以外は特に何もないですね．かぜ薬や痛み止め，歯医者でもらった化膿止めなども大丈夫でした．
薬剤師：それでは持ってきていただいた薬の服用について説明しますね．手術当日は朝食をとらずに手術を受けていただきますので，今日の夕食後に服用したら，術後に食事が始まるまで薬は中止の予定です．今のところ○日から流動食が始まる予定ですが，食事の状況や傷の状態，血圧をみながら服用の再開を検討します．再開が決まればお伝えしますね．
Aさん：とりあえず明日の朝からは薬なしだね．分かりました．手術のあとの痛みが心配だねぇ．
薬剤師：痛みがあればすぐに言ってくださいね．そのときに応じた痛み止めを準備します．
Aさん：よろしく頼むね．
薬剤師：それでは手術，頑張ってくださいね．

Chapter 7

● **記載例**

> \#：術後の薬物投与管理
>
> S：たまに薬は飲み忘れるが，血圧は安定している．
> 　　血をサラサラにする薬と顆粒の薬は言われたとおりにやめています．昔，痛み止めか解熱剤で顔が腫れたことがあります．術後の痛みが心配です．
>
> O：持参薬の再開は術後の状況を見て検討．
> 　　Ccr 41.2 mL/min
>
> A：理解良好まずまず．薬剤の自己管理は問題ないが再開には注意していく．
> 　　アレルギー歴の詳細は不明であり，おそらく抗菌薬ではないと思うが注意が必要．痛みに対して不安あり．腎機能は悪いが術後の抗菌薬は減量されており投与量は問題ない．
> 　　下剤処方時（マグネシウム製剤の投与）は注意が必要．
>
> P：持参薬を確認し，再開について説明．不明のアレルギー歴について主治医に報告．
> 　　アレルギー症状出現の有無の確認．
> 　　術後の疼痛，血圧，腎機能確認．
> 　　持参薬の再開，服用状況確認（特に抗血栓薬の再開）．

　この症例は外科の手術前の初回面談であり，薬剤師が確認すべき項目（別項 p99 を参照）に従い患者面談を行った事例です．手術前であり，疼痛などの問題が出現しているわけではないため，明確に問題点を挙げるのは難しいでしょう．術後の持参薬の管理，疼痛コントロール，アレルギーの出現の有無，腎機能障害に対する薬剤の選択などに薬剤師は介入していくべきです．そこで問題点は「術後の薬物投与管理」とし，症状管理も含めた術後の薬剤の投与に関わっていくことを記載しました．アセスメントに関しては飲み忘れがあるようですが，飲み忘れる理由が明確であり，中止薬に関しても理解されていることから，筆者は「理解はまずまず，自己管理問題なし」としました．しかし，見方によってはノンコンプライアンスとも取れるため，薬剤師によっては違ったアセスメントになって

もおかしくはないと思います．また，カルテには"アレルギーなし"と記載があっても，薬剤師が再度確認したときにアレルギーがあったという場合もありますが，被疑薬が何か分からないことが多いです．最近の抗菌薬や鎮痛薬の投与状況などを確認した上で，医師と使用薬剤について検討する必要があります．腎機能はCcrを計算し，手術前後に使用される薬剤の投与量を評価していくことが必要です．特に大腸の手術後はスムーズな排便コントロールが必要となるため，腎機能障害がある場合，マグネシウム製剤の使用は注意すべきであり，現状で便秘の訴えがあるわけではありませんが下剤に関するアセスメントを加えました．

Chapter 7

症例 3 気管支喘息患者への介入事例

Bさん　70歳女性　体重：65kg
既往歴：気管支喘息，高血圧
アレルギー，副作用歴：なし
喫煙・飲酒歴：なし

〔入院までの経緯〕

　気管支喘息の既往があり，近医で治療中であった．2週間ほど前から，かぜを契機に咳嗽，鼻汁，喀痰を認め，近医を受診し投薬を受けていたが，症状の改善はなく呼吸症状が悪化したため，Y病院の救急外来を受診された．

　救急外来にて気管支拡張薬のネブライザー吸入とステロイド点滴，酸素投与を施行したが改善が不十分と判断され，気管支喘息急性増悪の治療目的で入院加療となった．

● 持参薬

アドエア®ディスカス®（サルメテロール・フルチカゾン）250mg
　　　　　　　　　　1回1吸入　1日2回
メプチン®エアー（プロカテロール）10μg
　　　　　　　　　　1回2吸入　呼吸困難時
ムコソルバン®L（アンブロキソール）カプセル45mg
　　　　　　　　　　1回1錠　1日1回　朝食後
別のクリニックからの降圧薬と市販の鎮痛薬（持参なし）
　→ムコソルバン®L，アドエア®ディスカス®は続行の指示

● 入院後の処方

ベネトリン®（サルブタモール）吸入液 0.4 mL＋
ビソルボン®（ブロムヘキシン）吸入液 1.2 mL＋
生理食塩水 1.8 mL
以上の混合液をネブライザー吸入
　　　　　　　　　1日3回吸入（中止の指示があるまで継続）
ソル・メドロール®（メチルプレドニドロン）静注用 125 mg
　　　　　　　　　　1日2回点滴
　→入院3日目まで処方あり

3 症例で学ぶ指導記録の書き方

● 臨床検査値（入院時）

WBC：7,900/μL, 好酸球：8.8%, AST：23 IU/L, ALT：17 IU/L, K：3.7 mEq/L, Scr：0.64 mg/dL, BUN：8.7 mg/dL, CRP：0.62 mg/dL
血圧：136/84 mmHg, 体温：36.1℃

● 初回面談（入院翌日に訪問）

薬剤師：こんにちは，薬剤師の○○です．お身体の様子はいかがですか？

Bさん：最初来た時よりはましになりましたよ．

薬剤師：それは良かったです．薬のことで少し話をお伺いしますが，いつも使っている薬は，全て持ってこられましたか？

Bさん：さっき，夫が持ってきてくれました．この薬（ムコソルバン®L）は最近飲み始めました．そういえば少し前に血圧が高くなって，かかりつけの病院が休みだったので降圧薬だけ他の病院でもらっているのですが，その薬だけ忘れてきていますね．市販の頭痛薬もたまに飲むのですが持ってきていません．この前，かぜを引いたときに1日に2，3回飲みました．今は頭痛はありません．

薬剤師：今のところ血圧は安定していますが，血圧の薬も服用した方がいいと思いますので持ってきてもらうことはできますか？　血圧の薬が喘息を悪化させる原因になる場合もあるので確認させてもらいますね．そのクリニックの先生には喘息があることを伝えましたか？

Bさん：土曜日の夕方に急に血圧が上がって慌てて病院に行ったので，喘息のことは伝えたかどうか覚えてないです．その後1回薬をもらいに行きましたけど，血圧は安定していたから安心していました．もともと血圧は少し高めと言われていたのですが，薬を飲むほどではないようでした．

薬剤師：とりあえず血圧の薬を持ってきてもらった時に確認しますね．その時に市販の痛み止めもどのようなものを飲んでいたのか確認したいので持ってきてもらえますか？　痛み止めも喘息を悪化させる場合があるんですよ．

Bさん：そうなんですね．全然知りませんでした．

薬剤師：それから喘息の薬を飲み忘れたり，使い忘れることはありますか？

Bさん：それはありません．吸入もちゃんとしていました．ただ，あまり効いているような気はしませんでしたけど….

薬剤師：頓服の吸入薬（メプチン®エアー）は1日何回くらい使われていましたか？

Bさん：普段は使っていませんでしたけど，発作が起こったときに3，4回使いました．それでも発作が治まらなかったので救急を受診しました．

薬剤師：定期的に使う吸入薬（アドエア® ディスカス®）が，しっかりと効いていなかったかもしれませんね．これは吸うと少し甘い味がするんですが，何か味はしましたか？

Bさん：どうだったかしら….味は感じなかったような気がします．言われたとおりにやっていたつもりなんですけどね．

薬剤師：この薬はある程度の吸う力が必要なのですが，もしかしたら吸う力が足りていなかったのかもしれません．一度一緒に試してみましょうか．

〜ディスカストレーナー（笛）を用いて吸入力を確認〜

薬剤師：吸い込む力が少し弱いようですね．必要な薬が吸えていなかった可能性があります．Bさんにはスプレータイプの方がいいかもしれないですね．

Bさん：そうですか．また別のものですか？

薬剤師：そうですね．頓用のメプチン®エアーと同じようなスプレータイプです．

医師に処方提案し，アドエア® ディスカス®からオルベスコ®（シクレソニド）＋ホクナリン®テープ（ツロブテロール）に変更．

● 新規処方
オルベスコ®200 µg インヘラー　1日1回　1回2吸入
ホクナリン®テープ2 mg　　　　　1日1回　1回1枚

● 再訪問時の面談
〜薬剤の変更について説明し，吸入指導を実施〜

薬剤師：もしかしたら，頓服の薬もうまく吸えていなかったかもしれませんね．

Bさん：吸うタイミングが難しいですね．忘れないようにします．貼り薬は大丈夫です．いろいろお薬が変わったけど，これ

　　　　　も喘息が良くなるまでの辛抱ですね.
薬剤師：これらの薬は発作を予防するためのものですので,調子が良くても続けることが大事なんですよ.
Bさん：そうなんですか. 調子が良くても続けるのですね. 忘れずに毎日続けるようにします.
薬剤師：また様子を見に来ますね. あと, 血圧のお薬を持ってこられたらまた見せてくださいね.
Bさん：分かりました. よろしくお願いします.

記載例

```
#：ステロイド吸入による喘息のコントロール
S：血圧と頭痛の薬も服用していますが持ってくるのを忘れました. 喘息のことは他院では伝えたかどうか覚えていません.
  薬は忘れずに使っていました. 吸入薬を吸っても味はしなかったように思います.
  調子が良くても吸入は続けないといけないのですね.
O：Ccr 83.9 mL/min
  血圧 136/84 mmHg
  アドエア®ディスカス®→オルベスコ®＋ホクナリン®テープに変更
A：吸入力不足のためアドエア®ディスカス®の吸入は困難であり,pMDI（加圧式定量噴霧吸入器）への変更が良いと考えられる.
  吸入薬をうまく吸入できていなかったことが喘息発作を起こした原因か. 吸入薬の定期使用の必要性も理解してもらう必要がある. 降圧薬はβ遮断薬を使用していた可能性は低く,鎮痛薬が原因での喘息の悪化も考えにくいが,常用薬を確認する必要がある.
P：持参薬を確認した. 薬剤の変更について説明した. オルベスコ®吸入指導.
  病棟看護師に吸入の見守りを依頼.
  次回：吸入手技再確認, 喘息症状確認. 常用薬, 血圧値確認.
```

Chapter 7

　長い会話の症例ですが，問題点に関することを中心に記載しました．患者にとっては喘息がコントロールでき再入院にならないことが一番の目標と考え，今回の問題点を挙げました．また，高血圧治療ガイドライン2014[1)]において，β遮断薬が高血圧に対して第一選択から外れていることから，β遮断薬の処方の可能性が低いとアセスメントしました．ただし，実際の薬剤を確認しない限り断定はできないので確認が必要です．また，ソル・メドロール®のような「コハク酸エステルステロイド製剤」やビソルボン®吸入に含まれる添加物もアスピリン喘息の悪化の原因となり得ます[2)]．しかし，主治医が処方していることからアスピリン喘息ではないという診断であると考え，鎮痛薬が原因での喘息の悪化は考えにくいとアセスメントしました．このように，薬剤や病態に関する知識があれば違ったアセスメントをすることができ，問題点も絞ることができます．

　ステロイドとβ刺激薬の吸入配合剤のpMDIタイプは上市されていますが，この症例の病院では採用されていないという設定です．採用薬の中からその患者に適切な薬剤を処方提案できるようになることも薬剤師としての必要なスキルです．

症例4 コンプライアンスに関する事例

Cさん　67歳男性　体重：65 kg
既往歴：なし　アレルギー，副作用歴：なし

〔入院までの経緯〕

これまで既往歴は特になく，少し血圧が高いと健康診断で指摘されていた程度であった．○月×日に突然強い頭痛を訴え，Y病院に救急搬送となり，くも膜下出血の診断にて緊急クリッピング術を施行した．

〔現在の状況〕

術後3週間が経過し，当初軽度な嚥下障害があったが，リハビリにて改善し，錠剤の嚥下は可能になった．コミュニケーション（視覚，聴覚に問題なし．言語障害なし）は取れるが右手に軽度の麻痺がある．薬剤は看護師が1日分ずつ配薬し服用もれがなかったので，今週の定期薬より1週間分を自己管理することになった．

本人はあまり話さないが妻がよく話す．日中は夕食を食べ終わるまで妻が付き添っている．

● 持参薬
なし

● 現在の処方

アムロジピンベシル酸塩OD錠5 mg
　　　　　　　　　　　　　　1回1錠　1日1回　朝食後
カンデサルタンシレキセチル錠8 mg
　　　　　　　　　　　　　　1回1錠　1日1回　朝食後
バルプロ酸ナトリウムR錠200 mg
　　　　　　　　　　　　　　1回2錠　1日2回　朝夕食後
ファモチジンD錠20 mg　　　1回1錠　1日1回　夕食後
酸化マグネシウム錠500 mg　1回1錠　1日2回　朝夕食後

● 臨床検査値（訪問当日に採血）

AST 28 IU/L，ALT 12 IU/L，Scr 0.98 mg/dL，WBC 6,800/μL，RBC 382万/μL，Hb 11.8 g/dL

訪問当日の血圧 139/80 mmHg

Chapter 7

● 面談の内容

今週末に退院予定であり,退院後の薬剤管理についての指導目的に訪問.

薬剤師:Cさん,こんにちは.
週末に退院予定ですが調子はどうですか? お薬は飲みにくくないですか? 眠気などはありませんか?

Cさん:調子はいいよ.血圧も 140 mmHg くらい.先生もそのくらいでいいと言ってたよ.頭痛もないしね.
薬も飲んでいるよ.眠気はないね.

妻 :薬は私も確認しているから大丈夫です.ただ,あの大きい薬,けいれんの薬でしたっけ? あれが飲みにくいようなんです.飲めないことはないのですが,喉に詰まらないかと心配で….
割ったりしてもいいのかしら?

薬剤師:大きい薬? (バルプロ酸ナトリウム R 錠を見せて)これですか?

妻 :そうそう.

薬剤師:この薬は徐々にお薬が出てけいれんを抑える作用があります.割ったりすると薬が一気に効きすぎることになります.
一度,先生に相談して同じ成分の薬で顆粒に変えてもらいましょうか?

Cさん:顆粒? 粉みたいなものだね.粉の方がいいかな.

薬剤師:分かりました.それでは先生に聞いてみますね.

● 処方変更

バルプロ酸ナトリウム R 錠 200 mg

　　　　　　　　　　1回2錠　1日2回　朝夕食後
→バルプロ酸ナトリウム R 顆粒 400 mg

　　　　　　　　　　1回2包　1日1回　朝食後

● 再訪問時の面談

薬剤師:Cさん,バルプロ酸ナトリウム R 顆粒という薬に変えてもらいました.粉薬です.1日1回朝食後に2包ずつ飲んでもらうことになります.

妻 :分かりました.その他の薬は飲めているみたいなので大丈夫です.それからあとは薬を飲み忘れないか心配で….昨

　　　　　日も私が忙しくて，朝病院に来るのが遅くなったのですが，飲み忘れていましたからね．まあその1回だけですけど．その時は看護師さんに聞いてすぐに飲ませました．
　　　　　それと，1包化にしてもらっていますが右手が不自由なので袋が開けにくいみたいなんです．
薬剤師：そうですか．もし薬を飲み忘れたら，思い出した時にすぐ服用してくださいね．忘れたからといって次の日に2回分は飲まないでください．確かに1包化の包装は切り込みが入っていませんからね．
Cさん：1日分ずつセットしておいてくれたら大丈夫だと思うよ．
薬剤師：それでは家でも1日分ずつセットして服用するようにしましょう．まずは1日分の服用薬をトレーに自分でセットする練習をしましょう．
　妻　：主人の調子が良くなったら私も外出することもあるでしょうし，自分でやってもらわないとね．練習しましょうね．1包化や顆粒の袋にははさみで切り込みを入れておきます．
Cさん：大丈夫．できるできる．
　　　　　そういえば入院してから便が出にくくなったな．前は毎日出ていたのに．
薬剤師：便秘ですか？　何日くらい出ていないのですか？
　妻　：とはいっても2日に1回は出ていますよ．食事も軟らかいし，軟らかめの便ですけどね．これまで毎日出ていたから気になるだけですよ．
薬剤師：そうですか．酸化マグネシウムは便を軟らかくするお薬です．軟らかすぎたらやめるなど調節してもかまいません．便秘が気になるようでしたら言ってくださいね．違う薬を検討します．
Cさん：そうだな．下剤増やして下痢になったら嫌だからね．出ていないわけではないからね．様子を見るよ．
　妻　：いろいろありがとうございます．
薬剤師：バルプロ酸ナトリウムR顆粒以外はいつもと同じです．説明書を渡しておきますね．
Cさん：ありがとう．
薬剤師：お大事にしてください．

Chapter 7

● 記載例

#：薬剤の自己管理

S：（Cさん）調子はいいです．頭痛もない．眠気はない．薬は1日分ずつセットしていれば飲める．
便が2日に1回くらいしか出ていないのが気になる．
（Cさんの妻）大きい薬が飲みにくそう．1包化の袋が少し開けにくそう．自分で1日分ずつセットしてもらいます．

O：バルプロ酸ナトリウムR錠200 mg
　　　　　　　　　1回2錠　1日2回　朝夕食後
→バルプロ酸ナトリウムR顆粒400 mg
　　　　　　　　　1回2包　1日1回　朝食後　へ変更
Ccr 67.2 mL/min
血圧 139/80 mmHg（△月◎日）
薬剤の管理は自分で1日分ずつセットして服用．

A：大きな錠剤の嚥下に不安があるため，バルプロ酸は錠剤より顆粒の方が無難だろう．
血圧のコントロールはまずまず．
もともと薬を服用する習慣がないため，薬剤の自己管理に不安がある．右手が不自由なこともあり，退院後も妻の介助が必要だろう．ファモチジンの用法を朝にし，用法を朝に統一するほうがよいか．便秘を気にされている．続くようであればセンノシドなどの下剤を検討する．

P：バルプロ酸　R錠→R顆粒へ変更依頼．変更あり，本人，ご家族へ説明した．
退院後も薬剤を1日分ずつセットすることを勧めた．
次回：薬剤の服用状況，血圧値，排便状況を確認する．退院時処方の用法に関して医師と相談する．

筆者の施設では基本的に家族との会話も「S」としていますが，客観的情報として「O」に記載しても間違いではありません．本症例は妻がたくさん話をされており，Cさんの代弁をされているようなところもあるため，本人が話した内容ではありませんが，妻の会話

も「S」とする方が分かりやすいのではないでしょうか．ただし，Cさんと妻の発言を区別できるように記載しましょう．

今回は自分で薬を管理できるようになることが今後の治療にも大きく影響すると考え，問題点は「薬剤の自己管理」としました．「薬剤の自己管理」や「コンプライアンス」に関する問題点は薬剤師が一番挙げやすいと思います．その解決方法は

・年齢（高齢者，若者，子供）
・苦手な剤形，薬の大きさ
・身体障害（視力障害，手指の障害など）
・生活のリズム
・治療への理解不足
・医療従事者からの情報提供不足

など患者の状況によってそれぞれ全く違う介入になるでしょう．

どのような問題点でも，挙げた問題点は解決しないと意味がありません．また，同じ問題点でも患者に合った解決方法で介入していくことを意識しましょう．

〈寺沢匡史〉

● 文 献 ●

1) 日本高血圧学会高血圧治療ガイドライン作成委員会 編：高血圧治療ガイドライン 2014．Available at：< https://www.jpnsh.jp/data/jsh2014/jsh2014v1_1.pdf >
2) 日本アレルギー学会喘息ガイドライン専門部会 編：喘息予防・管理ガイドライン 2015，pp215-216，協和企画，2015．

先輩薬剤師から聞いた
これだけは押さえてほしいルール＆マナー　Ⓒ2015

定価（本体 1,500 円＋税）

2015 年 12 月 5 日　1 版 1 刷

編著者　池田義明
　　　　坂野昌志
　　　　寺沢匡史

発行者　株式会社　南山堂
　　　　代表者　鈴木　肇

〒 113-0034　東京都文京区湯島 4 丁目 1 - 11
TEL 編集(03)5689-7850・営業(03)5689-7855
振替口座　00110-5-6338

ISBN 978-4-525-70721-7　　Printed in Japan

本書を無断で複写複製することは，著作者および出版社の権利の侵害となります．
JCOPY ＜(社)出版者著作権管理機構　委託出版物＞
本書の無断複写は著作権法上での例外を除き禁じられています．複写される場合は，
そのつど事前に，(社)出版者著作権管理機構（電話 03-3513-6969，FAX 03-3513-6979，
e-mail：info@jcopy.or.jp）の許諾を得てください．

スキャン，デジタルデータ化などの複製行為を無断で行うことは，著作権法上での
限られた例外（私的使用のための複製など）を除き禁じられています．業務目的での
複製行為は使用範囲が内部的であっても違法となり，また私的使用のためであっても
代行業者等の第三者に依頼して複製行為を行うことは違法となります